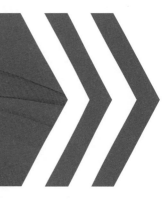

中国医学临床百家·**病例精解**

山西医科大学第二医院

风湿免疫科 病例精解

总 主 编　李　保　赵长青
主　　编　李小峰　温鸿雁　曹建平
副 主 编　王彩虹　陈俊伟　高惠英　李　芳　谢戬芳
编　　委　（按姓氏音序排列）
　　　　　白　洁　陈　睿　程　浩　郭建瑞　韩　良
　　　　　郝莉敏　刘　燕　刘玉芳　穆艳飞　石　磊
　　　　　王　鑫　武晓燕　薛丽巾　杨　艳　张　丽
　　　　　张晓英　赵丽军　赵文鹏　郑　丽　郑莎莎

科学技术文献出版社
SCIENTIFIC AND TECHNICAL DOCUMENTATION PRESS

·北京·

图书在版编目（CIP）数据

山西医科大学第二医院风湿免疫科病例精解 / 李小峰，温鸿雁，曹建平主编. —北京：科学技术文献出版社，2020. 12

ISBN 978-7-5189-6866-4

Ⅰ. ①山… Ⅱ. ①李… ②温… ③曹… Ⅲ. ①风湿性—疾病—免疫性疾病—病案—分析 Ⅳ. ① R593. 21

中国版本图书馆 CIP 数据核字（2020）第 112430 号

山西医科大学第二医院风湿免疫科病例精解

策划编辑：胡 丹　　责任编辑：胡 丹　　责任校对：王瑞瑞　　责任出版：张志平

出 版 者	科学技术文献出版社
地 　　址	北京市复兴路15号　　邮编　100038
编 务 部	(010) 58882938，58882087（传真）
发 行 部	(010) 58882868，58882870（传真）
邮 购 部	(010) 58882873
官 方 网 址	www.stdp.com.cn
发 行 者	科学技术文献出版社发行　　全国各地新华书店经销
印 刷 者	北京地大彩印有限公司
版 　　次	2020 年 12 月第 1 版　　2020 年 12 月第 1 次印刷
开 　　本	787×1092　　1/16
字 　　数	86千
印 　　张	8.5
书 　　号	ISBN 978-7-5189-6866-4
定 　　价	68.00元

序

　　医疗技术的突飞猛进和交叉融合给健康带来了福音，大数据和人工智能的开发利用把医疗技术推向一个以往难以企及，但如今却可能成为现实的时代。随着这些新理念、新技术的落地，医疗健康日益受到人们的重视。毋庸置疑，所有这些技术都是借助医务人员的智慧与汗水，通过一个个具体的案例完成的。如果能把这些案例加以归类、总结、提炼和升华，那么这些案例将不再仅仅是存在于医院病案室的档案，而是可以借助出版平台进一步传播，让更多的临床医师快速掌握疾病的诊疗思路、提高诊疗水平的阶梯。如此，原本局限于某家医院某个科室的一个案例，完全有可能通过多层次大范围的链接，延伸为可供临床借鉴和参考的范例，最大限度地发挥其示范效应，最终使患者获得最大的受益，即临床治疗的效果。这一实践也正好符合分级诊疗和医疗资源下沉的顶层设计。

　　随着诊疗技术的发展和对疾病诊疗精准化的要求越来越高，专业的划分也越来越细，因此一本书中难以包罗万象。我们以丛书的形式，将临床多个学科的案例进行分门别类的梳理，以便最大限度地展示相关学科精彩纷呈的工作。阅读这套丛书，读者会从另一个侧面感受到医务人员鲜为人知的故事，如为了开展一项新技术，如何呕心沥血，千里迢迢甚至远涉重洋，学习交流取经；为了治疗一种复杂疾病，如何组织多学科协作公关等。有时风平浪静，有时惊涛骇浪，无论遇到什么情况，作为实施医疗工作的一线人员，总是犹如千里走单骑，又犹如弹奏钢琴曲，可谓剑胆琴心。

　　这套丛书的一个亮点是按照病历摘要、病例分析和病例点评的编排体系，把每个病例按照临床实践中三级医师负责制的实际工作场景真实地予以再现，从中可以看到专业理论、医疗技术、临床思维有机结合的精彩画面。这样编排的好处是有利于临床医师和有一定文化背景的非专业人士，对某一疾病透过现象看本质，从疾病的主诉入手，利用现有的和可以进一步检查得到的资料，由浅入深，由此及彼，最终获得规律性的素材，据此抽丝剥茧，通过逻辑推断，获得正确的认识和结论，即临床诊断；接下来进行相关的个性化治疗，为广大患者造福。可以毫不夸张地讲，疾病诊断和治疗的过程有时候丝毫不亚于福尔摩斯对复杂案例的侦探和破解。

　　值此山西医科大学第二医院百年华诞之际，我们策划出版《山西医科大学第二医院病例精解》系列丛书，通过病例这个媒介，记录下我们医院百年来各科室的优秀学术思想和成果。如果把一个个的案例比作鲜花丛中的一朵朵蓓蕾的话，那么该系列丛书必将喷薄出醉人的芳香，将为实现人人健康、全民健康、全程健康的顶层设计做出贡献。

李保 赵长青

二〇一九年一月十九日

前　言

　　本书精选了风湿免疫科近年来诊治的 23 个病例，有些是本学科常见的典型病例，包括脊柱关节病、弥漫性结缔组织病（如类风湿关节炎、系统性红斑狼疮、原发性干燥综合征）等；同时也涵盖了一些难治病例和少见病例，如腹膜后纤维化、IGg4 相关性疾病等，这些疾病通过网络会议的形式，经全省专家讨论剖析，梳理出了诊断和治疗方案，在诊治过程中凝结了集体智慧。全书所有病例均在尊重病患事实的基础上进行了抽丝剥茧的逐层分析和精确扼要的点评，既能丰富专科医师的临床诊疗经验，又能为基层临床医师、实习医师构建科学严谨的临床诊疗思维提供必要的辅助和参考。

　　我们希望本书能对各层次的风湿专科医师皆有裨益，以一得之见而效砾石以引珠玉，借此与风湿界同道交流经验与共享资源，以使风湿疾病的诊治水平更上层楼。愧限于力，书中不当和误漏之处还望同道们不吝赐教及时指正，以是幸甚！

李小峰

目 录

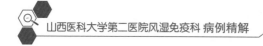

001
强直性脊柱炎伴
多发动脉血栓形成 1 例

病历摘要

患者，男性，44 岁。主因"间断腰背痛 20 余年，左侧肢体酸胀 14 天"入院。

[现病史] 患者 1995 年受凉后出现腰背痛，休息时加重，活动后缓解，伴晨僵，持续时间约 10 分钟，就诊于当地县医院未明确诊断，给予止痛药（具体不详）口服治疗，疼痛缓解，后渐出现翻身困难及足跟痛。

2000 年无明显诱因出现双髋关节疼痛，不能行走，于我院行骨盆平片示骶髂关节破坏，化验 HLA–B27 抗原（＋），诊断为"强直性脊柱炎（ankylosing spondylitis，AS）"，未遵嘱治疗，自行口服中药治疗，症状逐渐好转。

1

　　2007 年出现双眼发红、畏光，就诊于省眼科医院，诊断为"虹膜炎"，给予对症治疗效果佳，后间断发病，平均 1 次 /1.5 年，均对症治疗后好转。

　　2015 年 5 月 7 日提重物后感左小腿酸痛、憋胀，左足麻木，伴出汗、面色苍白，约 1 小时后症状自行缓解。5 月 14 日再次感左小腿憋胀、疼痛，左足发凉、发白，行足部按摩 70 余天，上述症状稍缓解。10 月 7 日 17 时劳累后出现左上肢疼痛、左手麻木、面色苍白、出汗、双手、双腿抽搐，牙关紧闭，失语，烦躁，呕白沫，神志不清，不伴发热、头痛，入住某医院神经内科，行颅脑 MRI、四肢血管彩超等检查，考虑"脑梗死可能性大、症状性癫痫、左侧股浅动脉至腘动脉血栓形成、左锁骨下动脉血栓形成、左侧大脑后动脉狭窄"，给予营养脑、改善循环等对症治疗 13 天，病情改善，神志清楚，无头晕、头痛、抽搐，行动灵活，但仍自觉双下肢、左上肢酸胀，为求进一步诊治入住我院。病程中无口干、眼干、牙齿块状脱落，无光过敏、发热、皮疹、脱发。

　　[个人史]　吸烟史 20 年，1 包 / 天。

　　[家族史]　父亲有脑梗死病史，母亲脑萎缩，兄有 AS 病史。

　　[入院查体]　血压：右侧 110/70 mmHg，左侧 90/60 mmHg。神志清楚，查体合作。心、肺、腹无明显异常。脊柱及四肢：脊柱僵直，活动受限，四肢无畸形，肌力及肌张力正常，脊柱前屈、后伸、侧弯活动受限，双侧"4"字试验（＋），枕墙距 3 cm，指地距 30 cm。关节无红肿，运动正常，双下肢无水肿。左侧肢体皮温低于右侧，左桡动脉搏动未触及，左侧

足背动脉搏动减弱。神经系统：肢体感觉、运动正常，膝腱反射差，双侧肱二头肌反射、肱三头肌反射、跟腱反射存在，双侧霍夫曼征、巴宾斯基征（－）。

[实验室检查] 血常规：白细胞（white blood cell，WBC）8.4×10^9/L，血红蛋白（haemoglobin，HGB）132 g/L，血小板（platelet，PLT）由（74～100）$\times 10^9$/L 逐渐下降至（25～35）$\times 10^9$/L，淋巴细胞（lymphocyte，LY）（2.41～3.27）$\times 10^9$/L；尿常规 pH 6.0，蛋白（－），潜血（－）；红细胞沉降率（erythrocyte sedimentation rate，ESR）10 mm/h，C- 反应蛋白（C-reactive protein，CRP）3.77 g/L；血糖、血脂正常；凝血功能：D- 二聚体、凝血时间未见异常；抗核抗体（antinuclear antibody，ANA）（－），抗 ENA 多肽谱、抗双链 DNA 抗体、抗核小体抗体（antinucleosome antibody，ANuA）＋抗组蛋白抗体（anti-histone antibody，AHA）（－）；抗心磷脂抗体（anticardiolipin antibody，ACA）、抗 β_2- 糖蛋白 Ⅰ（β_2-GP Ⅰ）抗体、狼疮抗凝物（－）；抗中性粒细胞胞质抗体（antineutrophil cytoplasmic antibody，ANCA）、抗髓过氧化物酶（myeloperoxidase，MPO）抗体、抗蛋白酶 3（proteinase 3，PR3）抗体均（－）；类风湿因子（rheumatoid factor，RF）、抗角蛋白抗体（antikeratin antibody，AKA）、抗环瓜氨酸肽（cyclic citrullinated peptide，CCP）抗体、抗突变型瓜氨酸波形蛋白（mutated citrullinated vimentin，MCV）抗体（－）；抗核周因子抗体（antiperinuclear factor autoantibody，APF）1∶40；HLA–B27 抗原（＋）。多肿瘤标志物 C12（－）；结核抗体（－）。淋巴细胞亚群：总 B 细胞 695 个 /μL，Th 细胞 1246 个 /μL，Ts 细胞 345 个 /μL，

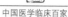

Th/Ts 3.61。骨髓片：骨髓增生明显活跃，粒系占 57.0%，各阶段细胞形态未见明显异常，红系占 21.0%，以中晚红细胞为主，成熟红细胞大小不等，2.0 cm×2.0 cm 髓膜上共计数巨核 44 个，血小板成簇。骨髓活检：未见明显异常。

［影像学检查］ 骶髂关节 CT 检查：双侧骶髂关节炎 4 级。头颅 MRI 检查：左侧丘脑、左侧颞叶海马及右侧脑桥多发异常信号，考虑亚急性期梗死。脑血管 MRI 检查：左侧大脑后动脉狭窄，左侧大脑前动脉血流速度增快。上肢血管彩超检查：左侧锁骨下动脉血栓形成，左侧股浅至腘动脉血栓形成。心脏彩超：未见明显异常。正电子发射计算机体层显像仪（positron emission tomography and computed tomography，PET–CT）检查：①全身多处淋巴结代谢增高，全身骨质、脾脏弥漫性代谢增高，考虑与感染相关，血液系统疾病待除外，结合淋巴结检查；②腹腔少量积液；③胆囊壁增厚，胆总管扩张，考虑胆系炎性病变；④双侧胸膜增厚；⑤食管代谢增高，考虑反流。

［诊断］ AS，多发动脉血栓形成。

［诊疗经过］ 入院给予地塞米松（5 mg×14 天，静脉推注）及甲泼尼龙琥珀酸钠（500 mg×4 天 ×3 次，静脉滴注）抗感染治疗 AS 原发病，后加用醋酸泼尼松片（60 mg，口服）维持。人免疫球蛋白冲击治疗调节免疫。免疫抑制剂初期选用来氟米特 10 mg/d，后因血小板进行性下降，改为吗替麦考酚酯 250 mg/d；阿司匹林联合氯吡格雷抗血栓，瑞舒伐他汀片稳定斑块，前列地尔改善循环，奥拉西坦营养中枢神经，甲钴胺改善外周神经，叶酸联合维生素 B_6 预防高同型半胱氨酸血

症等对症支持治疗后，患者左侧肢体皮温升高，酸胀感较前改善，复查血小板为 88×10^9/L，较前减少，故停用氯吡格雷。

11 月 8 日托重物后突然出现左下肢无力、疼痛、发凉，休息后未见明显缓解。查体：左侧足背动脉未触及，左下肢皮温低于右下肢，左下肢肌力 4 - 级，感觉正常，左侧巴氏征未引出。急查双下肢血管彩超提示左侧胫后动脉完全栓塞可能（图 1-1），左侧股浅动脉起始处及左侧腘动脉不全栓塞可能，左侧足背动脉完全闭塞可能。

双上肢计算机体层血管成像（CT angiography，CTA）提示主动脉弓非钙化性斑块（图 1-2），左侧腋动脉、肱深动脉中段管腔闭塞（图 1-3）。双下肢 CTA 提示双侧髂总动脉分叉处非钙化斑块形成，伴管腔狭窄（图 1-4），左侧股动脉未显影，考虑闭塞，双侧胫前、胫后及腓动脉远端不佳。

请血管外科会诊，建议介入治疗，遂转入北京某三甲医院进一步诊治，继续给予糖皮质激素维持治疗，因血栓形成广泛，暂不考虑支架植入术，给予低分子肝素钠抗凝治疗，后改用阿司匹林联合利伐沙班口服。

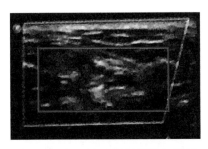

图 1-1 左下肢血管彩超示左侧胫后动脉完全栓塞

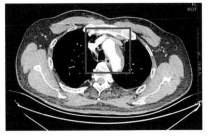

图 1-2 上肢 CTA 示主动脉弓非钙化斑块形成

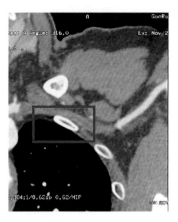
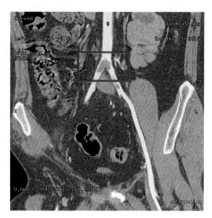

图 1-3　上肢 CTA 示左
侧腋动脉管腔闭塞

图 1-4　下肢 CTA 示双侧髂总动脉分
叉处非钙化斑块形成伴管腔狭窄

[转归]　现患者一般状况尚可，脊柱活动度有所改善，仍觉左侧肢体发凉、发白，但已较前缓解，复查血小板稳定于 $80 \times 10^9/L$ 左右，无明显出血倾向。

病例分析

本患者主要病例特点：炎性下腰痛、虹膜睫状体炎、广泛动脉血栓形成、血小板减少。

AS 是一种原因不明的、以中轴关节慢性炎症为主的全身性疾病，临床表现主要为炎性下腰痛、肌腱附着点炎、葡萄膜炎等，其特征性病理改变是骶髂关节炎。该病多发于 20～30 岁，男性好发，男女比例（2～3）：1。本例患者为中青年男性，腰背痛 20 余年，表现为典型的炎性下腰痛，隐匿起病，休息后加重，活动后缓解，有虹膜炎、足跟痛病史，未予规律诊治。HLA - B27 抗原（＋）。X 线及 CT 检查示双侧骶髂关节炎 4 级破坏融合。家族史阳性（其兄有 AS 病史）。根据 1984 年修订的纽约标准，该患者 AS 诊断明确。

本患者另一突出特点：广泛动脉血栓形成。结合头颅磁共振血管成像（magnetic resonance angiography，MRA）、四肢血管彩超及四肢 CTA，可见左侧大脑后动脉、主动脉弓、左侧锁骨下动脉、腋动脉、肱动脉、左侧股浅动脉、双侧髂总动脉、左侧胫前及胫后动脉、腓动脉及足背动脉等多发动脉血栓形成。

多发动脉血栓形成原因考虑肿瘤、感染、易栓症，或 AS 自身免疫反应一元论解释。相应肿瘤标志物、PET-CT、骨髓活检等检查未发现肿瘤；血培养、心脏彩超排除亚急性感染性心内膜炎等感染，血巨细胞病毒抗体及 EB 病毒抗体阴性排除病毒感染。

易栓症是指存在抗凝蛋白、凝血因子、纤溶蛋白等遗传性或获得性缺陷，或者存在获得性危险因素而具有高血栓栓塞倾向。易栓症的血栓栓塞类型主要为静脉血栓栓塞症（venous thromboembolism，VTE），一般分为遗传性和获得性两类。通常主要关注获得性因素，包括获得性易栓疾病，如抗磷脂综合征、肿瘤性疾病、骨髓增殖性肿瘤、阵发性睡眠性血红蛋白尿症、肾病综合征、急性内科疾病（充血性心力衰竭、严重呼吸疾病等）、炎性肠病等；以及获得性易栓因素，如手术或创伤、长期制动、高龄、妊娠及产褥期、口服避孕药及激素替代治疗、肿瘤治疗、获得性抗凝蛋白缺陷等。

本例患者多发动脉血栓形成，ANA 谱、ANCA 谱等排除了结缔组织病（connective tissue disease，CTD）及系统性血管炎（包括白塞病）引起的血栓形成；有吸烟史但已戒烟，无高血压、糖尿病、心脏病等常见脑血管病的易患因素。虽然该患者 ACA、狼疮抗凝物、抗 β_2-GP Ⅰ 抗体及其他血管炎抗体均为阴性，但血小板进行性下降，故仍应注意灾难性抗磷脂综合征。据此，目前认为本例患者多发动脉血栓与强直性脊柱炎本身自身免疫反应引起的血管炎，或合并血清阴性抗心磷脂抗体综合征有关。

AS 主要通过激活 T 细胞启动自身免疫反应，并通过调节 Th17/Treg 调控免疫应答。然而，T 细胞在血管损伤方面也起着一定的作用。有对血栓形成动脉壁的研究发现，血栓、血管内膜和血管外膜均可见 T 细胞浸润，表明 T 细胞介导的免疫炎症反应不仅参与关节破坏，而且在血栓形成过程中起到了重要的作用。另外，sVCAM-1 的升高可加强 T 细胞对内皮细胞的黏附作用，进而启动和增强血管的病理性免疫反应及随后的组织损伤。近期有研究证实，在 AS 患者中，黏附分子的表达与 CRP 呈正相关，且使用英夫利昔单抗可显著减低其在血管内皮的表达，其中以 sVCAM-1 的变化最为显著，提示血栓形成可能与 sVCAM-1 的高表达有关。除此之外，T 细胞介导的免疫反应还可导致低密度脂蛋白（low density lipoprotein, LDL）抗体的过度表达，并与血管内皮下的 LDL 形成免疫复合物，后者释放 IL-1、TNF-α 等炎性因子，促进泡沫细胞形成，导致动脉粥样硬化斑块的形成。与此同时，有研究发现，IL-17A 与 LDLR-/- 小鼠动脉粥样硬化斑块的大小呈正相关，而 IL-17A 由 Th17 产生，提示 Th17 可能参与动脉粥样硬化的调控，有研究发现 Treg 是动脉粥样硬化形成中的保护性因

笔记

素，可见 Th17/Treg 除参与调控 AS 免疫应答外，在血栓形成的调控中也有重要作用。

此外，国内外相关病例报道指出，部分 AS 患者中 ACA 明显升高，这些抗体可通过干扰蛋白 C 的活化、影响抗凝血酶Ⅲ的功能、激活血小板等方式影响凝血功能，使血液容易凝固导致血栓形成。

不论是 T 细胞介导的免疫反应，还是体液免疫亢进引起的免疫复合物沉积，均可导致血管内皮损伤，促使炎症细胞在 TNF-α 等炎性因子趋化作用下向损伤部位聚集，造成血流阻断和局部血管组织损伤。损伤后活化的内皮细胞及有促凝集作用的炎性细胞因子可增加内皮细胞组织因子表达，并激活外源性凝血系统，导致动脉和静脉内血栓形成。

病例点评

1. AS 是一种原因不明的、以中轴关节慢性炎症为主的全身性疾病，临床表现主要为炎性下腰痛、肌腱附着点炎、葡萄膜炎等，其特征性病理改变是骶髂关节炎。

2. 本例患者多发动脉血栓形成，考虑与 AS 自身免疫反应引起的血管炎，或合并血清阴性抗心磷脂抗体综合征有关。

3. 国内外血栓形成病例均予抗栓，和（或）抗凝，和（或）支架植入等治疗后好转，因此该患者治疗上以治疗原发病为主，但仍需预防血栓栓塞，积极抗栓、抗凝治疗。若后期左侧肢体血流改善不佳，可考虑行支架植入术，可否行血浆置换改善预后有待深入研究。

002
合并肺部受累的类风湿关节炎 1例

📋 病历摘要

患者，女性，72岁。主因"多关节肿痛1年余，加重1月余"入院。

[现病史] 患者2017年1月出现左手第4指近端指间关节肿痛，后渐累及双手近端指间关节、掌指关节、双侧腕关节、双侧肩关节，不伴晨僵；5月就诊于当地医院，化验AKA（＋），APF（＋），抗CCP抗体（＋），诊断为"类风湿关节炎（rheumatoid arthritis，RA）"，予醋酸泼尼松片（5 mg/d）、羟氯喹片（0.2 g/d）、美洛昔康片（7.5 mg/d）及中药治疗后好转出院，院外规律服药。2018年1月关节肿痛加重，再次就诊于当地医院，给予对症治疗（具体不详）后关节疼痛减轻，门诊规律复诊；7月下旬自行停药，近1个月关节疼

痛加重，伴活动受限，为进一步诊治入我院。病程中表现为口干、眼干、牙齿块状脱落，无光过敏、脱发、反复口腔溃疡，无双手遇冷变白、变紫，无腰背痛、足跟痛。无发热、咳嗽、咳痰、呼吸困难。发病以来精神、食欲、睡眠好，大小便正常，近期体重无明显变化。

[既往史] 患者 2008 年因甲状腺功能亢进于山西某医院行甲状腺切除术。否认高血压、糖尿病病史，否认肝炎、结核等传染病史，否认外伤、输血史，对青霉素过敏。退休前在水泥厂工作，既往有长期接触水泥粉尘经历。

[入院查体] 体温 36.5 ℃，脉搏 88 次/分，呼吸 20 次/分，血压 110/60 mmHg，双侧腮腺可触及肿大，部分牙齿脱落，可见义齿。双肺呼吸音粗，未闻及明显干性、湿性啰音。双腕关节肿胀及压痛（+）；右侧肘关节屈伸受限，左侧（−）；左手第 2、第 3 掌指关节肿胀及压痛（+）；双膝关节无肿胀，压痛弱阳性，双侧"4"字试验（−），四肢肌力及肌张力正常，双下肢无水肿。

[实验室检查] 血常规：WBC 10.13×10^9/L，HGB 105 g/L，PLT 318×10^9/L，中性粒细胞百分比 72.5%。CRP 85.1 mg/L。ESR 80 mm/h。抗结核抗体（−），结核感染 T 细胞斑点试验（−）。血气分析：pH 7.42，动脉血二氧化碳分压（$PaCO_2$）31.4 mmHg，动脉血氧分压（PaO_2）83 mmHg。类风湿筛查：RF 为 40 IU/mL，APF 为 1∶40，AKA 为 1∶40，ANA 为 1∶100 HS，抗 CCP 抗体 > 1600 RU/mL，抗 MCV 抗体 > 1000 U/mL。抗 ENA 多肽谱（−）。血管炎筛查（−）。肺功能：弥散功能显著减退，激发试验（−）。唇腺活检：送检纤

笔记

维横纹肌及脂肪组织，未见涎腺组织。唾液流率：基础流率 0.13 mL/min，刺激后流率 0.9 mL/min。泪液分泌试验：左 8 mm，右 8 mm。泪膜破裂时间：左 8 秒，右 7 秒。角膜染色：左（−），右（−）。

[影像学检查]　双手正位片：可见骨质疏松改变；双肘关节正位、侧位片：右肘关节破坏，左肘关节骨质结构形态密度未见异常。胸部 CT：双肺炎症，右肺上叶小结节，考虑炎性病变，纵隔淋巴结增大，双侧胸膜增厚（图 2-1）。

[诊断]　RA，肺受累，继发性干燥综合征（secondary Sjögren syndrome，SSS）可能。

[治疗]　入院后给予激素（注射用甲泼尼龙，40 mg/d × 7 日静脉点滴，2018 年 8 月 28 日至 9 月 3 日；醋酸泼尼松，30 mg/d，晨顿服）和免疫调节治疗（西罗莫司胶囊 0.5 mg，2 次 / 周，口服；骨化三醇胶囊 0.25 μg，1 次 / 日，口服）。

[转归]　患者关节肿痛明显缓解，ESR、CRP 降至正常，复查胸部 CT 示双肺炎性渗出较入院时明显减少（图 2-2），患者病情好转出院。院外随访病情平稳。

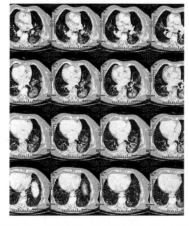

图 2-1　胸部 CT（2018 年 8 月 24 日）

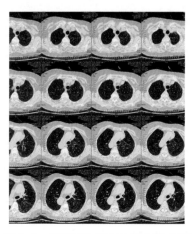

图 2-2　胸部 CT（2018 年 9 月 3 日）

病例分析

1. 诊断依据

（1）RA。1987 年美国风湿病学会 RA 分类诊断标准为：①晨僵，关节及其周围僵硬感至少持续 1 小时；②≥ 3 个以上关节区的关节炎，14 个关节区（两侧的近端指间关节，掌指关节，腕、肘、膝、踝及跖趾关节）中至少 3 个有软组织肿胀或积液（不是单纯骨隆起）；③手关节炎，腕、掌指或近端指间关节区中，至少有 1 个关节区肿胀；④对称性关节炎，左右两侧关节同时受累（两侧的近端指间关节、掌指关节及跖趾关节受累时，不一定绝对对称）；⑤类风湿结节，在骨突部位、伸肌表面或关节周围有皮下结节；⑥ RF 阳性，任何检测方法证明血清中 RF 含量升高（该方法在健康人群中的阳性率 < 5%）；⑦影像学改变，在手和腕的后前位相上有典型的 RA 影像学改变（必须包括骨质侵蚀或受累关节及其邻近部位有明确的骨质脱钙）。以上 7 条满足 4 条或 4 条以上并排除其他关节炎可诊断为 RA，条件 1 ～ 4 必须持续至少 6 周。

本例患者为老年女性，呈慢性病程（> 1 年）；多关节肿痛，累及双手近端指间关节、掌指关节、双腕关节、双肘关节、双肩关节、双膝关节；多种自身抗体阳性，包括 RF、APF、AKA、ANA、抗 CCP 抗体、抗 MCV 抗体；X 线检查可见双手骨质疏松改变及右肘关节破坏，对照上述诊断标准，符合第②③④⑥⑦条，RA 诊断明确。

（2）干燥综合征（Sjögren syndrome，SS）：患者有口干、眼干、牙齿块状脱落表现，查体双侧腮腺肿大，唾液流率、泪

13

液分泌试验及泪膜破裂时间异常，符合 SS 特点，但是抗 SSA/SSB 抗体阴性，唇腺活检未见涎腺组织，尚不能确诊为 SS，考虑 SSS 可能。

2. 肺部病变的鉴别诊断

（1）肺部受累：在 RA 中很常见，其中男性多于女性。肺间质病变是最常见的肺病变，见于约 30% 的 RA 患者。胸膜炎见于约 10% 的 RA 患者。肺内出现单个或多个结节，为肺内的类风湿结节表现。该患者有双肺炎症、右肺上叶小结节，考虑炎性病变；纵隔淋巴结增大，双侧胸膜增厚，除外感染等因素后可确定为 RA 肺部受累。

（2）肺部感染：患者胸部 CT 回报双肺炎症，且病变范围广泛，但患者无发热、咳嗽、咳痰，无胸憋、气紧、呼吸困难，听诊双肺呼吸音粗，未闻及明显干性、湿性啰音。血常规示 WBC 略微升高，中性粒细胞百分比正常，血气分析 PaO_2 为 83 mmHg。上述表现不符合肺部感染特征，故可除外。

（3）肺结核：该患者无发热、盗汗，否认结核患者接触史，抗结核抗体、结核感染 T 细胞斑点试验均为阴性，故可除外结核感染。

（4）尘肺：该患者退休前为水泥厂职工，长期接触水泥粉尘，入院初并不能除外尘肺。激素治疗 1 周后复查胸部 CT 示双肺炎症明显减轻，据此可除外尘肺。

病例点评

该患者为老年女性，慢性病程、急性加重，以对称性多关节肿痛为主要表现，多种 RA 相关自身抗体阳性，影像学可见关节破坏，RA 诊断明确。该病例处理关键在于肺部病变的鉴别诊断，如果是感染，治疗则以抗感染为主；如果是尘肺，则列入职业病范畴；如果是 RA 肺受累则以控制原发病为主。广泛的肺部表现可以见于 RA 患者，并可累及胸内的任何部分，包括肺实质、胸膜、气道及肺脉管系统。间质性肺疾病（interstitial lung disease，ILD）可能是 RA 最常见的肺部表现，并且 7% ～ 58% 的患者是通过胸部影像及肺功能检查发现的。根据该患者的病史、体征及辅助检查，判断肺部炎症为 RA 肺受累，给予激素、免疫调节治疗后肺部炎症明显减轻，至此可完全排除感染及尘肺。

鉴于该患者为老年患者，激素使用小剂量，且未使用传统的免疫抑制剂（如甲氨蝶呤、来氟米特等）控制病情，而是使用西罗莫司调节体内免疫失衡，在后续随访中，该患者病情平稳。

该病例的成功救治为我们提供了新的治疗理念——免疫调节，通过使用免疫调节剂纠正免疫紊乱，恢复免疫稳态，从而控制病情，达到疗效的同时规避了免疫抑制剂带来的一些不良后果，尤其是感染，值得在年老体弱或免疫功能低下的风湿性疾病患者中推广。

003
原发性干燥综合征 1 例

病历摘要

患者，女性，50 岁。主因"口干、眼干 7 年余，反复腮腺肿大 6 年"入院。

[现病史] 患者 2009 年冬出现口干、眼干，未予重视。2010 年夏出现双侧腮腺肿大，伴疼痛，约 4 cm×5 cm 大小，无发热，于当地诊所抗感染治疗后腮腺肿大消失，口干、眼干无缓解，每年发作 1～2 次。2014 年初上述症状加重，进食干性食物时需水送服，不伴牙齿块状脱落，腮腺肿大每年发作 5～6 次，抗感染治疗后可缓解。2015 年 7 月出现双侧腮腺肿大，伴双耳听力下降，无头晕、耳鸣及视物旋转，于当地某医院诊断为"中耳炎"，给予对症治疗后（具体不详）好转。2016 年 10 月 24 日听力下降伴腮腺肿大再次加重，就诊于当

地医院耳鼻喉科，考虑为"中耳炎"，行双耳鼓膜穿刺，听力较前明显改善，风湿科门诊查 ESR 55 mm/h，ANA 1∶80，抗CCP抗体 14.12 RU/mL，抗 SSA、抗 SSB（+），考虑为"米库利兹病"，建议住院治疗。为求进一步诊治入住我科。病程中无腰痛、足跟痛，无皮疹、光过敏及脱发，无反复口腔及外阴溃疡，无双手遇冷变白、变紫。发病以来精神、睡眠可，食欲欠佳，大小便正常，体重未见明显改变。

[既往史]　否认肝炎、结核等传染病史，否认手术、外伤史，否认输血史。

[入院查体]　生命体征平稳，全身皮肤未见黄染、皮疹及出血点，咽无红肿，双侧腮腺肿大，约 5 cm×5 cm，质韧，活动度好；心、肺、腹未及异常；脊柱呈正常生理弯曲，四肢无畸形。关节无红肿，运动正常，肌力及肌张力正常，双侧"4"字试验（−），双下肢无水肿。

[实验室检查]　血常规：WBC 2.30×10^9/L，HGB 103 g/L，PLT 243×10^9/L。唾液流率：基础 0.13 mL/min，刺激后 0.3 mL/min。眼三项：泪液分泌试验为左 2 mm，右 3 mm；泪膜破裂时间为左 5 秒，右 5 秒；角膜染色为左（−），右（−）。类风湿组合：ANA 1∶640 S。抗 SSA 抗体 52KD。IgG1+IgG2+IgG3+IgG4 正常。唇腺活检：间质可见大量弥漫浆细胞、淋巴细胞浸润，腺泡萎缩，结合免疫组化结果考虑"浆细胞单克隆性增生"。骨髓涂片：增生低下，粒系占 59.5%，中粒以下阶段部分细胞质内颗粒粗大，红系占 22.0%，部分呈老核幼浆表现。骨髓活检：三系可见，粒红比例大致正常。免疫组化显示巨核细胞 1～7 个/HPF，

大小形态未见异常，个别 CD117、CD34 阳性细胞可见散在成熟小淋巴细胞浸润。

[影像学检查] 心脏彩超：左室松弛性减低，左室收缩正常。腹部彩超：肝胆胰脾双肾未见明显异常。胸部 CT：右肺下叶微结节；纵隔淋巴结钙化。颅骨平片：大致正常。骨盆正位片：骨盆正常。骨密度：骨量减少。心电图：窦性心律，图像正常。

[诊断] 原发性干燥综合征（primary Sjögren syndrome，PSS）。

[治疗] 给予地塞米松注射液（5 mg×3 天，2.5 mg×2 天）、醋酸泼尼松片（10 mg，1 次 / 日）、白芍总苷胶囊（600 mg，3 次 / 日）、羟氯喹片（200 mg，2 次 / 日），以及营养支持、对症等治疗。

[转归] 口干、眼干症状较前略有缓解，无腮腺肿大，无发热、关节肿痛等不适。

病例分析

（1）SS 是一个主要累及外分泌腺体的慢性炎症性自身免疫病，又名自身免疫性外分泌腺体上皮细胞炎或自身免疫性外分泌病。临床除因唾液腺和泪腺受损功能下降而出现口干、眼干外，尚有其他外分泌腺及腺体外其他器官的受累而出现多系统损害的症状。其血清中则有多种自身抗体和高免疫球蛋白血症。本病分为 PSS 和 SSS 两类。PSS 属全球性疾病，我国人群的患病率为 0.3% ～ 0.7%，在老年人群中患病率为

3%～4%。SS 女性多见，男女比为 1 ∶（9～20）。发病年龄多在 40～50 岁。也见于儿童。

（2）SS 的病理基础是 B 细胞功能亢进，以及由此而导致的抗体产生过多等免疫异常。

（3）本例患者为老年女性，口干、眼干 7 年余，进食干性食物时需水送服，反复腮腺肿大 6 年，逐渐加重；化验提示 WBC 减少，ANA 高滴度阳性，抗 SSA 抗体及抗 SSB 抗体均阳性；免疫球蛋白高，血清 IgG、IgA 升高；唇腺活检免疫组化提示 IgG（＋），大量弥漫浆细胞、淋巴细胞浸润，故诊断为 SS。

（4）北京协和医院曾回顾性分析住院的 29 例 PSS 合并恶性肿瘤患者的临床特点。比较 PSS 合并恶性肿瘤患者与无肿瘤 PSS 患者、PSS 合并血液系统肿瘤患者与 PSS 合并实体肿瘤患者的临床差异。得出结论：① PSS 合并恶性肿瘤相对危险度为 3.25，与国外报道一致；② PSS 合并恶性肿瘤中以淋巴瘤最多见，其主要类型为 B 细胞型非霍奇金淋巴瘤。腮腺是淋巴瘤最常见的原发灶。本研究提示腮腺肿大、淋巴结肿大及单克隆蛋白为 PSS 患者合并恶性肿瘤的高危因素。

📋 病例点评

本例患者就诊过程中因反复腮腺肿大，症状类似 IgG4 相关性疾病，外院曾误诊。IgG4 相关性疾病是一种与 IgG4 淋巴细胞密切相关的慢性系统性疾病，发病机制不明，好发于老年男性，其诊断标准为 1 个或多个器官弥漫或局部肿大、肿块形

19

成、结节、增厚；组织病理学发现淋巴细胞、浆细胞浸润显著增多伴纤维化，但无中性粒细胞浸润，大量 IgG4（＋）浆细胞浸润 [IgG4（＋）浆细胞＞10/HP 或 IgG4/IgG＞40%]。该患者虽有对称性双侧腮腺肿大，但化验 IgG1、IgG2、IgG3、IgG4 均在正常范围，唇腺活检虽可见大量弥漫浆细胞，但无其他浆细胞病特有的临床表现，如骨痛、骨折等，且骨髓涂片及活检亦未发现浆细胞病的证据。

SS 目前尚无根治方法。主要是采取措施改善症状，控制和延缓因免疫反应而引起的组织器官损害的进展及继发性感染。

系统损害者应以受损器官及严重度而进行相应治疗：对合并有神经系统疾病、肾小球肾炎、肺间质性病变、肝脏损害、血细胞低下（尤其是血小板低下）、肌炎等的患者，要给予肾上腺皮质激素，剂量与其他结缔组织病治疗用法相同；对于病情进展迅速者，可合用免疫抑制剂，如环磷酰胺、硫唑嘌呤等；出现恶性淋巴瘤者，宜积极、及时地进行联合化疗。

对于确诊为 SS 的患者，应仔细排除恶性肿瘤可能。

004 免疫净化治疗系统性红斑狼疮 1 例

病历摘要

患者，女性，23 岁。主因"多关节肿痛 15 天"入院。

[现病史] 患者 2018 年 2 月 19 日出现多关节肿痛，累及双手近端指间关节、掌指关节、双肩关节，伴晨僵，持续时间 1 ～ 2 小时，就诊于山西省某医院，化验 PLT 92 × 10⁹/L、ESR 106 mm（第 1 小时末）、IgG 40.6 g/L、C_3 0.17 g/L、C_4 0，ANA 1∶640 H、抗 ds-DNA 抗体 1320 IU/mL、ANuA（＋）、AHA（＋），考虑为"系统性红斑狼疮（systemic lupus erythematosus，SLE）"，为求进一步诊治收住院。病程中有口腔溃疡，2 次/年，无皮疹、光过敏，无口干、眼干、牙齿块状脱落，无双手遇冷

变白、变紫、变红。发病以来精神、食欲、睡眠可,大小便如常。近期体重无明显变化。

[个人史、家族史] 无特殊。

[入院查体] 体温 36.3 ℃,脉搏 88 次/分,呼吸 20 次/分,血压 121/69 mmHg。双手近端指间关节、掌指关节、双肩关节肿胀、压痛(+),余查体未见明显异常。

[辅助检查] 血常规:WBC 3.42×10^9/L、HGB 104 g/L、PLT 67×10^9/L。ESR 114 mm(第 1 小时末)。补体:C_3 0.18 g/L、C_4 0.03 g/L。CRP 9.72 mg/L。IgG 25.80 g/L。抗双链 DNA 抗体 > 800 RU/mL;AHA > 200 RU/mL、ANuA > 200 RU/mL;ANA > 1 : 1280 H;抗 β_2-GP Ⅰ 抗体为 26.27 RU/mL、ACA 为 15.44 RU/mL。骨髓瘤系列、尿本周蛋白、骨髓象、骨髓活检均未见明显异常。

[诊断] SLE。

[治疗] 醋酸泼尼松片(30 mg/d 始)、西罗莫司(0.5 mg,2 次/周)、维生素 A 软胶囊(5000 IU/d,口服),联合双重膜滤过式血浆置换 EC-30W+ 双重膜滤过式血浆置换 EC-20W+ 免疫吸附 PH-350。

[转归] 关节肿痛症状缓解。复查血常规:HGB 110 g/L、WBC 4.52×10^9/L、PLT 112×10^9/L。CRP 6.24 mg/L。ESR 18 mm(第 1 小时末)。IgG 16.80 g/L。补体:C_3 0.76 g/L、C_4 0.14 g/L;ANA 1:1280 H;抗双链 DNA 抗体为 200 RU/mL;AHA 100 RU/mL、ANuA 100 RU/mL;ACA 与抗 β_2-GP Ⅰ 抗体降至正常范围。

病例分析

免疫净化是利用离心分离、膜分离或吸附分离等技术去除血循环中异常的抗原、抗体、免疫复合物、炎性介质等病理成分，或去除免疫细胞（如淋巴细胞、中性粒细胞），以达到治疗疾病目的的一种治疗方法。目前，免疫净化已广泛应用于治疗多种免疫相关性疾病，常用的免疫净化包括血浆置换（plasma exchange，PE）、免疫吸附（immunoadsorption，IA）和白细胞净化。PE 是一种体外净化疗法，系将患者血液引至体外，经离心或膜分离法分离血浆和细胞成分，弃去血浆，把细胞成分及所需补充的清蛋白、正常血浆等回输体内，以清除体内致病物质，包括自身抗体、免疫复合物、炎性介质、细胞因子等，从而达到治疗疾病的目的。双重膜滤过式血浆置换（double membrane filtration plasmapheresis，DFPP）通过不同孔径血浆成分的分离设备，对患者血浆蛋白实行严格的控制，进而确保补充液输回患者体内，可在短时间内对患者免疫系统实行有效的调节，并将自身抗体充分清除，逐渐恢复患者的细胞免疫功能、网状内皮细胞吞噬功能，改善患者的病情。IA 是把高度特异性的抗原或抗体，或有特定物理化学亲和力的物质（配基）与吸附材料（载体）结合，制成吸附剂，当全血或血浆通过这种吸附剂时，即可选择性或特异性地吸附清除体内相应的致病因子，达到净化血液治疗疾病的目的。

SLE 是一种以致病性自身抗体和免疫复合物形成并介导器官、组织损伤的自身免疫病，血清中存在以 ANA 为代表的多种自身抗体。这些自身抗体与相应抗原结合，形成免疫复合

23

物，沉积于肾小球基底膜、肝、中枢神经系统、小血管壁等多种器官及组织，活化补体、多形核白细胞及血小板，致局部炎症及小血管壁炎，使血管阻塞，从而表现为多种临床病症。糖皮质激素具有强大的抗感染及免疫抑制作用，使抗体生成减少，达到 SLE 的治疗目的。但糖皮质激素长期大量使用可产生多种不良反应，能抑制机体防御功能，可诱发、加重感染。

免疫净化作为一种新型的治疗自身免疫性疾病的方法，可快速去除血循环中异常的抗原、抗体、免疫复合物，调节免疫系统，使病情迅速缓解，安全、有效。同时，可以减少激素用量，从而降低药物不良反应。

该患者免疫球蛋白明显升高，ANA、抗双链 DNA 抗体、AHA、ANuA 等多种自身抗体高滴度阳性，经 2 次 DFPP 及 1 次 IA 治疗，复查 WBC、PLT 恢复正常，ESR、CRP 及 IgG 明显下降，ANA、抗双链 DNA 抗体、AHA、ANuA 等多种自身抗体滴度明显下降，院外仅口服中等剂量糖皮质激素联合免疫调节药物治疗，经随访病情控制稳定。

病例点评

SLE 是一种多种自身抗体和循环免疫复合物参与的非器官特异性全身自身免疫性疾病。免疫净化是一种相对安全的治疗方法，可通过快速有效清除血循环中的自身抗体、炎症介质、免疫复合物等致病物质，调节免疫细胞功能等多种机制，能有效缓解病情、改善预后。

005
他克莫司联合甲泼尼龙治疗腹膜后纤维化 1 例

病历摘要

患者，男性，54岁。主因"腰部酸困伴纳差6个月"入院。

［现病史］ 患者2013年6月出现腰部酸困、纳差，无晨僵、弯腰受限、足跟痛，无恶心、呕吐、腹胀；8月就诊于山西某医院，发现血肌酐进行性升高，完善双肾动脉、静脉彩超、全腹CT平扫＋三维重建提示腹膜后纤维化，双肾积水。给予甲泼尼龙片（24 mg，1次/日）及血液透析治疗；9月于北京某医院行双肾双"J"管引流术，病情好转，激素规律减量至12 mg、1次/日。为进一步诊治入住我院。病程中无皮疹、光过敏、反复口腔溃疡，无口干、眼干、牙齿块状脱落，无对称性多关节肿痛，无双手遇冷变白、变紫、变红。发病以来精神、食欲、睡眠可，大小便如常。近期体重无明显变化。

[个人史、家族史] 无特殊。

[入院查体] 体温 36.5 ℃，脉搏 72 次 / 分，呼吸 20 次 / 分，血压 140/90 mmHg。双肾区叩击痛，余查体未见明显异常。

[影像学检查] 双肾动脉、静脉血管彩超：双肾积水（轻度）；双输尿管上段扩张，第二狭窄水平受压变窄；腹主动脉局部管壁增厚——腹膜后纤维化（retroperitoneal fibrosis，RPF）? 动脉硬化? 双肾动静脉未见明显异常。全腹 CT 平扫 + 三维重建（图 5-1）：腰 2 ～ 骶 1 水平腹膜后软组织密度影，考虑腹膜后纤维化致双侧肾盂及输尿管上段扩张积液；盆腔少

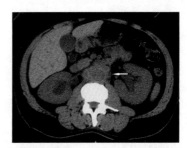

右侧肾门层面，50 mm × 40 mm 大小的软组织密度影（箭头所示），双肾积水、双侧肾盂扩张

图 5-1　全腹 CT 平扫 + 三维重建

量积液。静脉尿路造影：双侧双 "J" 管术后；右侧输尿管上中段狭窄，右侧肾盂、肾盏、右侧输尿管上段扩张、积水。全身骨扫描未见明显异常。

[实验室检查] 血常规：WBC 11.02×10^9/L，HGB 142.0 g/L，PLT 204.00×10^9/L，红细胞（red blood cell，RBC）4.53×10^{12}/L，LY 2.57×10^9/L。尿常规：镜检 RBC 516 个 /μL，潜血 +3 RBC/μL。ESR、CRP、肾功能、免疫球蛋白、补体正常。类风湿筛查、抗 ENA 多肽谱、血管炎筛查均阴性。多肿瘤标志物未见明显异常。

[诊断] RPF。

[治疗] 甲泼尼龙片 12 mg /d、他克莫司 1 mg /d。

[转归] 激素逐渐减量至甲泼尼龙片 4 mg、1 次 / 日。

分别于 2013 年 12 月 11 日（图 5-2）、2014 年 4 月 25 日（图 5-3）、2014 年 10 月 28 日（图 5-4）复查腹部 CT，腹膜后软组织影明显缩小、双肾积水基本消失。激素减量过程中未出现病情反复，监测血尿常规、肝肾功能正常，无相关不良反应发生。

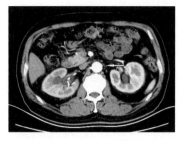

右侧肾门层面，软组织影明显减小（箭头所示），双肾积水明显减轻

图 5-2　腹部 CT

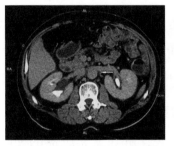

右侧肾门层面，软组织影较图 5-2 略减小（箭头所示）

图 5-3　腹部 CT

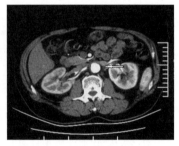

右侧肾门层面，双肾积水基本消失

图 5-4　腹部 CT

病例分析

RPF 是以腹膜后组织慢性非特异性炎症并纤维化为病理特征，进而导致周围组织器官被包绕、受压，尤以输尿管受累为最突出表现的一类结缔组织病。其起病隐匿，无特异性症状，早期表现为慢性背痛，病情进展表现为双下肢水肿、深静脉血栓形成、少尿、泌尿系感染。累及肠系膜可引起厌食、恶心、腹水、硬化性胆管炎、黄疸等消化系统症状。RPF 诊断主要依靠 CT、MRI，但确诊必须有腹腔镜或剖腹探查活检见到纤维组织，同时排除淋巴瘤和肉瘤等恶性疾病。

笔记

RPF 于 1905 年由法国泌尿科医师 Albaran 首次提出，1948 年由 Ormond 报道后才广为人知，故又称为 Ormond's 病。芬兰一项流行病学数据显示其发病率为 0.1/100 000，患病率为 1.4/100 000，男女发病比例为（2 ～ 3）∶ 1，50 岁以上高发。RPF 病因和发病机制尚不明确，多数学者认为该病与腹主动脉、髂总动脉粥样硬化斑块经变薄的动脉壁渗入腹膜后，形成不溶性类脂质所产生的自身免疫反应有关。病理学表现为胶原纤维和成纤维细胞组成的纤维组织增生、细胞（多形核细胞、淋巴细胞、嗜酸性细胞或浆细胞）浸润。确诊需组织活检病理证实有炎性细胞浸润、组织纤维化。本病例因腹膜后软组织包裹腹主动脉，为避免损伤腹主动脉引起大出血，未行 CT 引导下穿刺活检术。

RPF 目前尚无特异性的治疗手段，治疗原则是终止急性期反应、组织炎症和纤维化的进展，解除受累脏器的梗阻，防止病情复发。药物治疗首选糖皮质激素，可以减轻腹膜后纤维化早期炎症反应和水肿，抑制纤维组织增生及免疫反应。对多数患者有显著疗效，但对疾病后期形成纤维化者疗效不佳。对于激素无效者，可以联合免疫抑制剂。常用的药物有甲氨蝶呤、硫唑嘌呤、环磷酰胺、环孢素、吗替麦考酚酯等。他莫昔芬、甲羟孕酮和黄体酮等药物也有一定疗效。

他克莫司又名 FK506，是 1986 年首次从土壤真菌（筑波链霉菌）中分离出的发酵产物，分子式为 $C_{44}H_{69}NO_{12} \cdot H_2O$，分子量为 822.5 道尔顿，属于大环内酯类抗菌药物，由亲免疫蛋白的结合区段和结合后发挥免疫抑制效应的效应区段组成，是一种新型强效免疫抑制剂。其通过抑制钙调磷酸酶的活性，阻止 T 细胞核转录因子（NF-AT）的磷酸化和异位，从

笔记

而抑制辅助性 T 细胞（Th2）活化，减少白细胞介素（IL）-2
的产生，同时还可以抑制编码 IL-3、IL-4、IL-5、GM-CSF 和
TNF-α 的基因转录，发挥免疫抑制作用。此外，其还可以选择
性阻断成纤维细胞表达 TGF-β_1 受体，抑制 TGF-β_1 的合成，
具有抗纤维化作用。基于 RPF 病理学表现为多种炎性细胞、
成纤维细胞浸润，而他克莫司具有抑制 Th2 活性、减少 IL-2
的产生及抗纤维化作用，且其联合糖皮质激素在抗肺间质纤维
化中取得了良好的疗效，我们尝试采用他克莫司联合中等剂量
甲泼尼龙治疗该患者。如图 5-2、图 5-3、图 5-4 所示，双肾积
水基本消失，软组织密度影明显减小。经随诊，激素逐渐减
量，病情无反复，短期观察无严重不良反应。

病例点评

（1）RPF 可分为 IgG4 相关性和非 IgG4 相关性，前者以
老年男性多见，患者多大于 50 岁，对治疗反应好，而后者则
以女性更多见，相对年轻，且常继发于药物、肿瘤、感染、放
疗等原因。

（2）该患者为男性，年龄＞ 50 岁，对治疗反应好，可
能属于 IgG4 相关性 RPF，但由于当时我院未开展 IgG4 水平
检测，故尚不能明确分型。目前，虽未发现肿瘤等继发性因
素，但仍需密切随访。

（3）该病对激素敏感，同时联合具有抗纤维化作用的他克
莫司，取得了很好的疗效，为 RPF 治疗提供了一种新思路。

006
原发性干燥综合征合并
淋巴管肌瘤病 1 例

📋 病历摘要

患者，女性，50 岁。主因"多关节肿痛 13 年，口干、眼干伴咳嗽 2 月余"入院。

[现病史] 患者 2005 年 7 月始出现多关节肿痛，累及双手近端指间关节、掌指关节、双肘关节、双肩关节、双膝关节，不伴晨僵，就诊于当地某医院，完善相关检查诊断为"类风湿关节炎"，给予对症治疗（具体不详）1 年余，效果尚可，后未规律诊治，以上症状时轻时重，症状加重时自行口服药物（具体不详），疼痛可缓解。2018 年 2 月出现口干、眼干、脱发，伴咳嗽，无咳痰，就诊于当地另一医院，予中药治疗，疗效差。后口干症状逐渐加重，需频繁饮水缓解，咳嗽亦较前加重，伴咳痰（白色黏痰、量少、不易咳出），伴心悸、乏

笔记

力、气短，活动后明显；4 月 19 日再次就诊于当地某医院，行相关检查后考虑"淋巴组织增生性病变、干燥综合征可能、淋巴细胞间质性肺炎"，必要时行腋窝淋巴结活检以除外发展为淋巴瘤，建议上级医院诊治；4 月 26 日就诊于我院门诊，考虑"干燥综合征？淋巴瘤待除外"，收入我科。病程中无牙齿块状脱落、光过敏、皮疹、双手遇冷变白变紫症状，无腰背痛、足跟痛。发病以来精神、食欲、睡眠尚可，大小便正常，体重近 2 个月减少约 6 kg。

[既往史]　患者每年秋冬季咳嗽、咳痰 1～2 个月，持续约 15 年，无咯血、痰中带血，无发热、咽痛，未诊治。1993 年、1996 年 2 次行剖宫产手术。2002 年行右侧踝关节骨折手术。2007 年行右侧乳腺纤维瘤切除术。

[入院查体]　一般情况差，左侧腋窝处可触及 3 枚肿大淋巴结，最大约 1 cm×1 cm，质韧，无触痛，活动可，余全身浅表淋巴结未触及肿大。心脏各瓣膜听诊区未闻及杂音，双肺呼吸音粗，未闻及干性、湿性啰音。脊柱呈正常生理弯曲，四肢无畸形，肌力及肌张力正常，右侧踝关节肿胀、压痛（+），余关节无红肿，运动正常，双下肢"4"字试验（–），双下肢无水肿。

[实验室检查]　类风湿筛查：ANA 1∶1280 CS，抗MCV 抗体 62.2 U/mL，余抗体（–）。抗 ENA 多肽谱：抗 ENA（+），抗 SSA（+++），Ro-52（+++），RIB（+++），余抗体（–）。自免肝组合：AMA-M2（+），余抗体（–）。肺功能：轻度阻塞性通气功能障碍，激发试验严重（+）。唇腺活检：腺泡及导管周可见灶状淋巴细胞浸润，数目＞50 个 / 灶。左

腋下淋巴结活检：淋巴细胞间可见大量增生的血管，不除外 T 区反应性增生病变。

[影像学检查] 胸部 CT（2018 年 4 月 19 日，当地某医院）：胸部多发淋巴结，部分轻度肿大，双肺多发薄壁囊腔，脾大，肺内表现为淋巴细胞间质性肺炎（lymphocytic interstitial pneumonia，LIP）。胸部高分辨率 CT（high resolution CT，HRCT）：双肺多发薄壁囊腔，考虑淋巴管肌瘤病，双侧腋窝、纵隔多发淋巴结增大，脾大（图 6-1）。

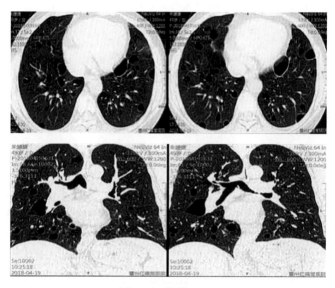

图 6-1　胸部 HRCT

[诊断] PSS，淋巴管肌瘤病？双肾囊肿。

[治疗] ①静丙球；②激素：地塞米松注射液及泼尼松；③免疫调节：IL-2、骨化三醇胶囊、胸腺肽肠溶片、西罗莫司。

[转归] 患者一般情况好，咳嗽、咳痰症状及关节肿痛症状明显减轻。后期随访继续给予以上方案治疗，效果尚可，无明显病情进展。

📋 病例分析

　　该患者经过一系列评估，PSS 诊断明确，但肺部 CT 回报双肺多发薄壁囊腔，考虑淋巴管肌瘤病，双侧腋窝、纵隔多发淋巴结增大，脾大。患者出现多种肺部表现，HRCT 显示双肺散在的薄壁囊肿，考虑干燥综合征合并淋巴细胞间质性肺炎。干燥综合征间质性肺疾病（interstitial lung disease，ILD）发生率为 8% ～ 38%；肺部浸润性病变程度变化大，轻者为亚临床型的肺泡炎，重者为显著的肺间质纤维化或蜂窝肺。干燥综合征相关的 ILD，组织病理常见表现为 LIP，LIP 的胸片表现为弥漫性、纤维性的间质性浸润、网状结节影。少见组织病理改变为普通型间质性肺炎（usual interstitial pneumonia，UIP）和闭塞性支气管炎伴机化性肺炎。该患者目前不除外为干燥综合征引起的肺部改变，但同时仍然需要进行组织活检来进一步诊断。在综合分析考虑下我科给予积极的治疗，得到明显的效果，关节疼痛、咳嗽、咳痰、气紧、心悸等症状明显改善，一般情况明显好转。继续口服维持治疗药物，定期随访。

📋 病例点评

　　（1）PSS 肺部病变主要以间质性肺病和小气道疾病为主，间质性肺病有 LIP 和 UIP。LIP 病理变化为肺间质和肺泡腔出现成熟淋巴细胞浸润，间质内可见非干酪性肉芽肿、巨噬细胞、血管周围淀粉样物质沉积和滤泡性淋巴中心，病理上的 LIP 影像上多表现为肺内多发气囊影。本组 UIP 的病理变化特点是病变程度不等，分布不一，肺泡间质内有不同程度的单核细胞浸润、成纤维细胞增生、胶原沉积，影像上多表现为间质纤维化及蜂窝肺，小气道疾病主要是细支气管炎，是累及终末和呼吸性细支气管的一种炎症性纤维性病变。该患者胸部 HRCT 示双肺多发薄壁囊腔，考虑淋巴管肌瘤病，双侧腋窝、纵隔多发淋巴结增大，脾大。文献报道干燥综合征合并淋巴细胞间质性肺炎患者，HRCT 显示散在的薄壁囊肿。患者胸部 CT 出现双肺多发薄壁囊腔究竟为干燥综合征合并间质性肺炎，还是淋巴管肌瘤病肺部表现，仍需积极进行组织活检进一步明确。

（2）淋巴管平滑肌瘤病（lymphangioleiomyomatosis，LAM）是一种罕见的弥漫性肺间质病变，主要发生在育龄期妇女，平均发病年龄为 34 岁，其可分为散发的 LAM（S-LAM）和结节性硬化症（tuberous sclerosis，TSC）并发 LAM（TSC-LAM）。LAM 早期症状轻微，主要表现为活动后呼吸困难，可反复发生气胸、乳糜性胸腔积液，半数患者以气胸发病，且在整个病程中，约有 80% 的患者会发生自发性气胸，部分患者可伴有腹膜后及盆腔异常淋巴结，从而导致乳糜性腹腔积液；LAM 晚期患者常因严重低氧血症而死亡。LAM 发病机制尚不十分清楚，目前认为，LAM 患者存在 *TSC1*、*TSC2* 基因突变，可以导致哺乳动物西罗莫司靶蛋白（mTOR）所介导的细胞信号通路持续活化。而西罗莫司可抑制 mTOR 通路，因此成为治疗 LAM 的有效药物。

（3）该患者已积极给予激素及免疫调节治疗，并取得良好效果。我科目前的治疗理念为免疫调节理念，通过大量文献阅读及数据分析我们发现多种自身免疫病的发病机制为自身免疫耐受缺陷引起的可能，通过以上理念我们给予西罗莫司、骨化三醇进行治疗，与治疗淋巴管肌瘤病的方案有类似的地方，该患者给予免疫调节治疗后效果明显，一方面可说明免疫调节治疗在治疗自身免疫性疾病中的可行性，同时对于某些疑难少见病可提供一些提示。该患者仍需积极进行肺组织活检来进一步明确病因，并长期随访观察治疗效果。

007
结核风湿症 1 例

病历摘要

患者，男性，56 岁。主因"多关节肿痛 1 年余，加重 2 个月"入院。

[现病史] 患者 2016 年 4 月活动后出现右踝关节内侧肿痛，无皮肤发红，皮温不高，活动受限，不能行走，休息后可缓解，就诊于我院骨科，行右踝关节 X 线检查未见明显异常，予以辣椒碱乳膏外用，关节肿痛有所减轻，仍反复发作。后就诊于其他医院，行右踝关节 MRI 检查提示右踝关节积液，给予局部理疗及口服非甾体类药物治疗，效果不佳；12 月就诊于第 3 所医院，化验 RF、AKA、抗 CCP 抗体均为阴性，结核菌素纯蛋白衍生物（tuberculin purified protein derivative, PPD）（＋＋），结核蛋白芯片（－），结核抗体（－），诊断为"未

分化脊柱关节病"，给予口服醋酸泼尼松（10 mg/d）、沙利度胺（50 mg/ 晚）、羟氯喹（200 mg，2 次 / 日）治疗，自觉效果不佳，未规律服药。2017 年 1 月关节肿痛较前加重，逐渐累及左踝关节、双腕关节、双手近端指间关节、掌指关节，为游走性疼痛，伴晨僵，时间大于 1 小时，就诊于第 4 所医院，查 RF（－）、ANA（－），抗 CCP 抗体（－），ESR、CRP 在正常范围，左手中指关节超声提示滑膜炎可能，给予来氟米特片（10 mg，1 次 / 日）口服治疗，效果欠佳。后就诊于我科门诊，类风湿筛查结果均为阴性，结核抗体（＋），PPD（＋＋＋），结核斑点试验（＋），考虑为"结核风湿症"，予柳氮磺胺吡啶（500 mg，3 次 / 日）、羟氯喹（200 mg，2 次 / 日）口服及抗结核、对症治疗，效果欠佳。再次就诊于第 3 所医院，诊断为"反应性关节炎、结核风湿症、未分化脊柱关节病"，加用醋酸泼尼松 15 mg/d 口服，效果不佳。为进一步诊治收住我科。近 2 个月盗汗明显。

[既往史]　患者 1983 年因咳嗽、咳痰、盗汗、乏力就诊于结核病医院，诊断为"肺结核"，抗结核治疗 1 年余停药。

[实验室检查]　PPD（＋＋＋）；结核抗体 IgG（＋）；结核分枝杆菌 DNA（－）；结核斑点试验（＋）；Ras（－）。

[诊断]　结核风湿症。

[治疗]　非甾体抗感染药、抗结核治疗。

[转归]　关节肿痛好转。

病例分析

结核风湿症又称 Poncet 综合征、结核变态反应性关节炎等，是由结核杆菌毒素引起的细胞介导的过敏性免疫反应。本病好发于青壮年女性，具有慢性反复发作倾向，春季好发，病程长短不一。结核风湿症一经确诊，立即给予系统抗结核治疗，疗程为 6 个月至 1 年。发热需 2 周左右、结节性红斑和 ESR 需 2 ～ 3 周可得到控制；关节症状对治疗反应较慢，需 3 周以上方可见效。本病复发后再经抗结核治疗仍有效，复发多与用药时间短有关。可给予补充 B 族维生素等辅助治疗。

临床表现：患者可有不同程度的发热，热型为弛张热和不规则热。大多数患者缺少结核中毒症状。结核风湿症为多发性、游走性关节疼痛，急性期常有关节红、肿、热、痛，亦可有关节活动受限及关节腔积液。非急性期多为关节发凉和酸胀感。病情变化与天气改变有明显关系，每遇寒冷或阴雨天加重。主要受累关节有指（趾）、腕、踝、膝、肩、胸椎及髋关节等，关节疼痛以踝及足部小关节最常见，其次为膝关节。发作形式有 3 种，为风湿样关节炎表现，类风湿样关节炎表现，全身大小关节交替性疼痛、由小关节起病逐渐波及大关节。关节症状可反复发作，有自愈和再发再愈倾向，但不留任何关节强直和肌肉萎缩。大多数患者伴有皮肤损害，其中结节性红斑较常见，尤其见于伴颈部淋巴结结核及肺结核者，好发于四肢，主要在小腿伸侧面及踝关节附近，特点是此起彼伏或间歇性分批出现，复发倾向重；另一种表现是皮下结节，较少见，多与结节性红斑并存，分布部位同结节性红斑。少见表现有口腔及生殖器溃疡、眼疱疹性结膜炎、肌炎、滑膜炎、虹膜炎、脂膜炎及大动脉炎等风湿样表现。原发病灶以肺结核居多，颈部淋巴结核次之，此外，肠肾结核、结核性胸膜炎、支

笔记

气管内膜结核、附睾结核等亦可引起本病。结核灶活动与否同关节症状轻重并非平行，特别指出的是陈旧性肺结核并发本病并非少见。

实验室检查：血常规大多正常。80%以上患者ESR轻度增快，少数可以正常。抗链球菌素O多数正常。结核菌素呈强阳性反应占80%。

影像学检查：胸部X线检查可发现各型肺结核，少数找不到结核灶。受累关节摄片仅见关节周围软组织肿胀，无骨质破坏、骨质疏松或增生等改变。

📋 病例点评

结核风湿症一经确诊，即给予系统抗结核治疗，疗程为6个月至1年。发热2周左右、结节性红斑和ESR 2～3周即可得到控制。关节症状对治疗反应较慢，需3周以上方可见效。本病复发后再经抗结核治疗仍有效，复发多与用药时间短有关。本病不主张用水杨酸制剂和肾上腺皮质激素治疗，因其只能使症状暂时缓解但不能治愈，并且激素有可能加重结核病。另外可给予补充B族维生素等辅助治疗。

结核风湿症早期诊断积极治疗，预后尚好。目前尚无有效预防措施。

008
干燥综合征合并尿崩症 1 例

病历摘要

患者，女性，26 岁。主因"多饮、多尿 6 年，间断发热 5 个月，加重 1 周"入院。

[现病史] 患者 2009 年妊娠 16 周时出现多饮、多尿，伴口干、乏力、纳差，不伴消瘦、盗汗、腹胀、视物模糊及四肢麻木。尿量约 3000 mL/24 h，饮水量约 4000 mL/24 h，喜冷饮，分娩后症状无明显改善。就诊于当地诊所，给予中药治疗，效果差，未进一步治疗。2012 年 5 月上述症状逐渐加重，尿量最多达 23 000 mL/24 h，饮水量达 12 000 mL/24 h，伴头晕、恶心、干呕、乏力，食欲明显下降，无发热、嗜睡、谵妄、昏迷、水肿、体重下降。就诊于我院内分泌科，诊断为"中枢性尿崩症、双肾积水、肾小管酸中毒"，给予去

氨加压素（0.1 mg/d）及氢氯噻嗪（25 mg，3 次 / 日）治疗，症状逐渐好转；1 个月后自行停药，停药后仍有多饮、多尿，未予重视。2014 年 6 月双下肢出现米粒样大小红色皮疹，无瘙痒、疼痛，当地诊所考虑为"过敏性紫癜"，给予醋酸泼尼松（10 mg/d）及中药治疗 2 个月，皮疹逐渐消退，后停药；12 月上述症状再次加重，尿量最多达 20 000 mL/24 h，饮水量最多达 10 000 mL/24 h，伴恶心、乏力、食欲明显下降，伴发热、咽痛、咳嗽，体温最高达 39.5 ℃，就诊于某县医院，给予抗感染治疗 6 日，效果差，遂就诊于我院内分泌科，诊断为"肾性尿崩症、肾小管酸中毒、SS"，给予甲泼尼龙（80 mg，静脉点滴 7 日）、醋酸泼尼松（20 mg/d）及氢氯噻嗪片（25 mg，3 次 / 日）治疗，症状好转出院。院外自行将激素逐渐减量。2015 年 4 月 13 日减量至 10 mg/d 时再次出现发热，体温最高 40.5 ℃，伴头晕，无恶心、呕吐，无黑蒙、视物旋转，无咳嗽、咳痰，无尿急、尿痛；4 月 20 日再次于内分泌科住院治疗，给予激素（醋酸泼尼松 20 mg/d、地塞米松 5 mg/d）及抗感染治疗后，体温降至正常。为求进一步诊治，于 4 月 28 日转入我科。病程中有皮疹、口干、猖獗龋齿、脱发，无反复口腔溃疡、光过敏，无双手遇冷变白、变紫，无关节痛、腰背痛。发病以来精神、食欲、睡眠差，大便正常，小便次数及尿量增多，近 3 个月体重无明显变化。

[既往史、个人史、家族史] 无异常。

[实验室检查] 血常规：WBC 8.46×10^9/L，HGB 91 g/L，PLT 234×10^9/L，LY 1.14×10^9/L。ESR 120 mm/h。尿常规：pH 8.0，尿比重 1.005（低比重），尿蛋白（-），尿潜血（-）。血钾

2.7 mmol/L；血氯 111 mmol/L。肾功能：血尿素氮 14.3 mmol/L，血清肌酐 113 μmol/L；二氧化碳结合力 11.0 mmol/L。多克隆免疫球蛋白增高：IgG 20.8 g/L；IgA 5.22 g/L；IgM 1.25 g/L。唾液流率异常：基础流率 0.1 mL/min，刺激后流率 0.06 mL/min。眼 3 项异常：泪液分泌试验为左 8 mm，右 10 mm；泪膜破裂时间为左 8 秒，右 8 秒；角膜染色示左（−），右（−）。ANA 1 ∶ 1000 S，RF 559 IU/mL；抗 SSA 抗体、抗 SSB 抗体（+）。肝炎分型 + 艾滋梅毒检测：未见异常。T-spot 试验（−）。血培养（−）。降钙素原 0.81 ng/mL。甲状腺功能：T_3 2.93 pmol/L，余正常。贫血系列：促红细胞生成素（erythropoietin，EPO）30.34 mIU/mL，余正常。禁水加压素试验：2012 年 6 月 8 日（+），2015 年 1 月 29 日（−）。脑脊液压力 100 mmH_2O。病毒、墨汁染色均（−）。骨髓穿刺及活检：增生大致正常（70% ～ 80%），增生活跃，粒系 65.5%，红系 14%。唇腺活检：灶状淋巴细胞浸润，＞ 50 个 / 灶。

[影像学检查] 垂体 MRI：未见异常。肾上腺 CT：脾脏饱满，肾上腺未见异常。

[诊断] 重叠综合征，SLE，SS，肾小管酸中毒，尿崩症（diabetes insipidus，DI）。

[治疗] 糖皮质激素：地塞米松 5 mg×6 天，10 mg×7 天，7.5 mg×3 天，5 mg×5 天，2.5 mg×3 天；醋酸泼尼松片 40 mg，1 次 / 日，口服。人免疫球蛋白 5 g×3 天，静脉推注。来氟米特 10 mg，1 次 / 日，口服。静脉点滴：长春新碱 1 mg（第 1 天），环磷酰胺 0.4 g（第 2 天）。

[转归] 烦渴及口干减轻，尿量减少。

病例分析

　　SS 临床表现以涎腺病变致口干、猖獗齿、腮腺炎，泪腺损伤致眼干、泪少为主要表现，全身各系统均可被累及，其中肾损害高达 30% ～ 50%。肾损伤以远曲小管居多。主要表现为累及远端肾小管所致的泌氢、泌氨功能障碍，以低血钾、代谢性酸中毒为特征，表现为Ⅰ型或Ⅱ型肾小管酸中毒。也可出现尿液浓缩功能降低、低渗尿，禁饮和注射加压素后，尿渗透压和尿比重不能提高，表现为肾性尿崩症。SS 导致的肾小管酸中毒与 H^+–ATP 酶的缺陷有关，导致泌氢和酸化功能障碍。肾小管间质的炎症和免疫损伤可以造成 1-α 羟化酶活性下降，1，25- 二羟维生素 D_3 产生减少，肾小管对钙离子通透性增加，重吸收减少。

　　SLE 患者的肾脏损害病变既可累及肾小球，也可累及肾小管、肾血管及间质。其病变程度、范围、类型因人而异，至今尚缺乏一种完善的病理分类形式。①轻型（占 30% ～ 50%）：无症状蛋白尿和（或）血尿，无水肿、高血压，仅表现为轻 – 中度蛋白尿（常＜ 2.5 g/d）和（或）血尿。②慢性肾炎型：起病隐匿、缓慢进展的肾炎综合征，有不同程度肾功能不全、高血压。③急性肾炎或急进性肾炎综合征：其中 35% ～ 50% 患者有高血压，不同程度蛋白尿，尿沉渣中有较多红细胞管型，肾功能不全或衰竭。急性肾炎起病类似链球菌感染后急性肾炎。急进性肾炎起病类似其他急进性肾炎，表现为急性进展的少尿性急性肾衰竭，但这两种起病方式在狼疮性肾炎（lupus nephritis，LN）中均少见。④肾病综合征：此型约占 LN 总数的 40%，临床上可表现为单纯性肾病综合征或肾病综合征伴明显肾炎综合征。⑤肾小管损害型：肾小管酸中毒伴肾钙化结石、尿镁丢失，LN 患者中约 44% 有不同程度的肾小管功能损害。临床类型间也可转变，当血尿、蛋白尿、肾功能减退、高血压加重时，均提示临床类型或病理类型发生转变，预后不良。

SLE 患者约 30% 合并 SS，但 SS 起病多年后进展为 SLE 者少见。国外报道在长期随访的 55 例患者中，约 6% 多年后出现抗双链 DNA 抗体、抗 Sm 抗体等阳性，或进展为 SLE。我国目前尚未见明确的统计数据。36% 的 SLE-SS 患者 SS 发生于 SLE 之前，32% 的患者 SS 与 SLE 几乎同时出现，32% 的患者 SS 出现于 SLE 之后。9.2% 的 SLE 患者伴有 SS，其中 69.2% 的患者其 SS 发生于 SLE 之前。

当 SS 重叠 SLE 时肾损害较为严重，可同时出现肾小球及肾小管损害表现。临床表现以肾小管酸中毒、肾病综合征及肾小球肾炎为主，部分有肾衰竭。为此当出现蛋白尿等肾脏损害，或 SLE 相关症状，或 ANA、抗双链 DNA 抗体、抗 Sm 抗体等阳性时，应积极寻找 SLE 相关证据。

📋 病例点评

尿量超过 3 L/d 称尿崩。DI 是由于下丘脑 - 神经垂体功能低下、抗利尿激素（antidiuretic hormone，ADH）分泌和释放不足，或者肾脏对 ADH 反应缺陷而引起的一组临床综合征。主要表现为多尿、烦渴、多饮、低比重尿和低渗透压尿。按病因可分为中枢性尿崩症和肾性尿崩症，中枢性尿崩症以青壮年多见，男女之比为 2 ∶ 1。肾性尿崩症按病因分类有遗传性与继发性两种。遗传性肾性尿崩症呈 X- 连锁隐性遗传，女性遗传，男性发病，多为家族性。继发性肾性尿崩症可继发于肾小管损害（如慢性肾盂肾炎、肾小管性酸中毒等）、代谢紊乱（如低钾血症）、药物等。

该患者以口渴、多饮、多尿为主要临床表现，每日尿量高于 23 000 mL，入院后检查可排除高血糖引起的多饮、多尿，而低血钾、尿 pH 等相关检查支持肾小管酸中毒诊断，结合病史、体征及相关免疫化验指标，如 ESR、ANA 等检查，支持重叠综合征（PSS+SLE）诊断，患者多次化验尿常规提示尿比重低，根据禁水加压素试验结果，支持肾性尿崩症诊断。该患者为 1 例因 SS 引起肾小管酸中毒而导致肾性尿崩症的病例。肾性尿崩症是由于肾脏对 ADH 不反应或反应减弱所致，即使用外源性 ADH 也不能使尿浓缩功能有明显进步。

SS 是一种侵犯泪腺、唾液腺等外分泌腺体，以高度淋巴细胞浸润为特征的弥漫性结缔组织病。临床表现主要为干燥性角、结膜炎及口腔干燥症，还可累及其他内脏器官，如肺、肝、胰腺、肾脏及血液系统、神经系统等，其中肾脏受累的发生率国内报道为 30% ～ 50%，国外报道 SS 继发肾小管酸中毒的发生率高达 70%。PSS 引起的肾损害，其病理改变多为慢性间质性肾炎，主要表现为肾小管功能障碍，突出表现为远端肾小管性酸中毒及其所致的低血钾性肌肉麻痹，肾小管泌氢、泌氨功能障碍，低血钾，高尿钾，血碳酸氢盐正常。部分患者也可出现尿液浓缩功能降低、低渗尿，禁饮和注射加压素后，尿渗透压和尿比重不能提高，表现为肾性尿崩症。PSS 患者中合并肾性尿崩症并不少见，发生率在 16% ～ 82%，往往是肾脏

笔记

损伤的最初表现。PSS 并发肾小管酸中毒继而引起尿崩症者应给予积极对症治疗，如给予枸橼酸钾补钾等，可使其因低钾引起的软瘫症状得到良好的控制。但须检测有关肾小球受损的指标，如蛋白尿及内生肌酐清除率等。若临床不能确定，应尽早行肾穿刺活检明确肾小球病理的改变，以便在肾脏出现不可逆损害之前给予及时的免疫抑制剂，如泼尼松、环磷酰胺、环孢素 A、甲氨蝶呤等治疗，以改善预后。结合本病例，该患者以口干、多饮、多尿就诊，禁水加压素试验结果提示为肾性尿崩症。结合自身抗体阳性及皮肤受累，SLE 与 SS 均可诊断，SS继发肾小管酸中毒诊断成立。肾小管损害导致肾小管对水的重吸收功能障碍，使该患者以肾性尿崩症为首发表现。经激素、免疫抑制剂及补钾等治疗，患者血钾及酸中毒纠正后多饮多尿症状明显减轻，符合肾小管损害导致肾性尿崩症的病理过程。

因此，对于临床上以尿崩症为主要表现的患者，应仔细全面检查，明确患者为中枢性尿崩症还是肾性尿崩症，若为肾性尿崩症，需要明确是否由其他全身性疾病引起，如 SS 等风湿免疫性疾病，避免误诊及漏诊。

参考文献

1. 中华医学会风湿病学分会. 干燥综合征诊断及治疗指南2011. 中华风湿病学杂志，2010，14（11）：766-768.

2. REN H, WANG W M, CHEN X N, et al. Renal involvement and followup of 130 patients with primary Sjogren's syndrome. J Rheumatol, 2008, 35（2）: 278-284.

3. 曾抗，赖宽. 原发性干燥综合征. 皮肤病与性病，2012，34（5）：265-267.

4. 王咏波，孙明，杜建玲，等. 继发于干燥综合征的肾小管性酸中毒导致的肾性尿崩症一例报道. 中华内分泌代谢杂志，2013，29（4）：349-350.

笔记

009
以血小板减少为突出表现的系统性红斑狼疮 1 例

病历摘要

患者，女性，32 岁。主因"间断水肿 5 年余，发现血小板下降 8 个月"入院。

[现病史] 患者 2011 年 6 月妊娠 26 周时出现双眼睑、双手、双踝及双足背部水肿，伴脱发，双手指末端红斑，就诊于某医院妇产科，测血压最高 160/110 mmHg，监测胎心，尿蛋白（＋＋＋），诊断为"妊娠期高血压、子痫"，给予降压、抗感染、补充白蛋白、利尿、药物引产对症治疗（具体不详），血压控制可，双踝部仍有水肿，尿蛋白（＋＋）。门诊规律复诊，尿蛋白波动于＋＋～＋＋＋；9 月就诊于某医院风湿科，检测补体 C_3、C_4 降低，ANA（＋）、抗双链 DNA 抗体（＋），诊断为"结缔组织病、SLE？"，给予甲泼尼龙琥珀酸钠

47

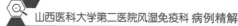

（40 mg×3 天，静脉滴注）、醋酸泼尼松片（60 mg，1 次 / 日，口服）及吗替麦考酚酯胶囊（750 mg，2 次 / 日，口服），激素逐渐减量至 20 mg/ 次、1 次 / 日，复查尿蛋白（+），双踝关节处仍水肿。2012 年 2 月就诊于北京某医院风湿科门诊，测 24 小时尿蛋白定量 0.58 g/24 h，ANA 1 ∶ 1280 H，抗 SSA 抗体（+），抗 Ro-52 抗体（+），抗双链 DNA 抗体（−），诊断为 SLE，给予醋酸泼尼松片（20 mg，1 次 / 日）、吗替麦考酚酯胶囊（500 mg，2 次 / 日）及羟氯喹片（200 mg，1 次 / 日）口服治疗，规律复诊，症状控制可。2014 年 10 月激素减量为 5 mg，隔日 1 次口服。

2016 年 7 月出现月经量增多，牙龈出血，偶有鼻出血，伴全身乏力，再次就诊于北京某医院，查血常规示 PLT 为 17.00×10⁹/L，给予复方倍他米松 1 mL 肌内注射，长春新碱 1 mg 静脉滴注治疗，1 周后复查血常规正常。此后间断复查血常规示 PLT 波动于（13 ～ 47）×10⁹/L，自行中药治疗；12 月就诊于我院门诊，PLT 为 47×10⁹/L，给予复方倍他米松 1 mL 肌内注射，醋酸泼尼松片（5 mg，隔日 1 次）、二甲双胍片（250 mg，3 次 / 日）、辅酶 Q10 片（10 mg，3 次 / 日）、吗替麦考酚酯胶囊（250 mg，1 次 / 日）及羟氯喹片（200 mg，1 次 / 日）口服，白介素 -2 每周 1 次皮下注射共 10 次治疗。复查血常规示 PLT 为 22×10⁹/L，病程中不伴面部红斑及光过敏，无关节疼痛及双手遇冷变白、变紫，无反复口腔及外阴溃疡。发病以来精神欠佳，食欲、睡眠尚可，大小便正常，体重无明显变化。

[既往史]　否认肝炎、结核等传染病史，否认手术、外伤史，否认输血史。

[入院查体]　生命体征平稳，全身皮肤未见出血点、淤斑，咽无红肿，肺、心、腹未及异常体征，脊柱生理弯曲存在，腰椎三项活动好，四肢关节无肿胀、压痛（－）。

[辅助检查]　RAs：ANA（＋）＞ 1 ： 1280 HS，余（－）。抗 ENA 多肽谱：抗 ENA（＋），抗 SSA 1 ： 4，抗 Ro-52 抗体（＋＋＋），余（－）。抗双链 DNA 抗体（－）。腰穿示颅压 210 mmH$_2$O。骨髓象示骨髓增生活跃，粒系占 49.5%，红系占 26.5%，骨髓巨核细胞 224 个，成熟差，血小板少见。血常规检查结果见表 7-1。

表 7-1　血常规检查结果

日期	项目				
	WBC/（×10⁹/L）	LY/（×10⁹/L）	RBC/（×10¹²/L）	HGB/（g/L）	PLT/（×10⁹/L）
2016 年 12 月 22 日	4.10	1.0 ↓	4.15	108 ↓	47 ↓
2017 年 2 月 22 日	4.20	1.24	4.35	108 ↓	22 ↓
2017 年 3 月 8 日	4.31	1.62	3.92	95 ↓	17 ↓
2017 年 3 月 11 日	9.68 ↑	2.21	4.02	98 ↓	26 ↓
2017 年 3 月 13 日	12.64 ↑	3.16	4.22	102 ↓	67 ↓

[诊断]　SLE，血液系统受累，神经精神狼疮。

[治疗]　给予地塞米松注射液 1 次 / 日，10 mg × 6 天，5 mg × 3 天，2.5 mg × 2 天；醋酸泼尼松（30 mg，1 次 / 日）、羟氯喹（200 mg，1 次 / 日）、吗替麦考酚酯（250 mg，1 次 / 日）、二甲双胍（250 mg，3 次 / 日）及辅酶 Q10（10 mg，3 次 / 日）

口服，以及支持治疗，复查血常规示 PLT 较前升高。

📋 病例分析

（1）SLE 是一种多发于青年女性的累及多脏器的自身免疫性炎症性结缔组织病，早期、轻型和不典型的病例日渐增多。有些重症患者（除弥漫性增生性肾小球肾炎者外）可自行缓解；有些患者呈"一过性"发作，经过数月的短暂病程后疾病可完全消失。本病病因至今尚未肯定，大量研究显示遗传、内分泌、感染、免疫异常和一些环境因素与本病的发病有关。

（2）在遗传因素、环境因素、雌激素水平等各种因素相互作用下，导致 T 淋巴细胞减少、T 抑制细胞功能降低、B 细胞过度增生，产生大量的自身抗体，并与体内相应的自身抗原结合形成相应的免疫复合物，沉积在皮肤、关节、小血管、肾小球等部位。在补体的参与下，引起急慢性炎症及组织坏死（如狼疮肾炎），或抗体直接与组织细胞抗原作用，引起细胞破坏（如红细胞、淋巴细胞及血小板壁的特异性抗原与相应的自身抗体结合，分别引起溶血性贫血、淋巴细胞减少症和血小板减少症），从而导致机体的多系统损害。

（3）该患者为育龄期女性，慢性病程；间断水肿，累及双眼睑、双手、双踝、双足背；皮肤受累：双手指末端红斑；肾脏受累：尿蛋白阳性，24 小时尿蛋白定量＞ 0.5 g/24 h；血液系统受累：反复血小板减低、血红蛋白减低；ANA 高滴度阳性，抗 SSA 抗体、抗 Ro-52 抗体阳性；曾有抗双链 DNA 阳性（2011 年 9 月山西某医院）；腰穿示颅压 210 mmH$_2$O。

笔记

SLE、血液系统受累、神经精神狼疮诊断明确。查体脾不大，无有毒有害物质接触史、无明确感染诱因、无肝病史、无脾亢表现；ANA 高滴度阳性，抗 SSA 抗体、抗 Ro-52 抗体均阳性；骨髓象示骨髓增生活跃，粒系占 49.5%，红系占 26.5%，骨髓巨核细胞 224 个，成熟差，血小板少见；激素治疗有效；故考虑仍为原发病导致血液系统受累引起的血小板减少。给予激素及免疫调节治疗，血小板较入院升高，治疗有效。

病例点评

（1）该患者有皮肤、肾脏、血液系统及神经精神系统受累，化验示多种自身抗体阳性，诊断明确，病程中反复出现血小板减少，给予激素、免疫抑制剂及对症治疗后效果欠佳，究其原因，考虑可能为激素起始量不高、减药快所致，此次入院仍以血小板减少为突出表现，激素治疗效果好，调整泼尼松为 30 mg、1 次／日、口服，吗替麦考酚酯减量，继续给予免疫调节药物辅酶 Q10 调节 T 细胞亚群平衡。

（2）SLE 血液系统损害不少见，贫血最常见，血小板减少次之，发生率在 7% ～ 30%，其中，严重血小板减少率占 3% ～ 10%，成为狼疮患者死亡的重要原因。狼疮患者合并浆膜炎、血液系统受累、ACA 阳性及脾大者易出现血小板减少。

（3）对于此类患者，糖皮质激素仍为一线治疗方案，对大多数患者有效。常用剂量为 1 ～ 1.5 mg/（kg·d），糖皮质激素常规剂量治疗效果不佳者，可予大剂量甲泼尼龙冲击治

笔记

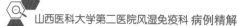
疗，0.25 ～ 1 g/d，连续 3 天，然后逐渐减量；糖皮质激素治疗早期患者效果好。糖皮质激素疗效欠佳或在减量过程中复发者，可联用免疫抑制剂；大剂量或小剂量 Ig 间断治疗均可增加血小板数量，还可使用 TPO 受体激动剂，或是新兴的生物制剂美罗华。

（4）我们发现，临床中相当一部分患者病情加重甚至死亡的原因不是系统受累增加、原发病加重，而是感染。感染本身及感染诱发的一系列后果是预后不良的重要原因，故在治疗过程中要注意监测患者的免疫功能，尤其是调节性 T 细胞的绝对计数，给予必要的调节免疫及营养支持治疗。

笔记

010
以黄疸为首发症状的
IgG4 相关性疾病 1 例

🩺 病历摘要

患者，男性。主因"间断皮肤黏膜黄染 4 年"入院。

[现病史] 患者 2013 年 5 月始出现全身皮肤黏膜黄染，伴巩膜黄染、茶水样尿，偶有陶土色大便，症状逐渐加重，无发热、咳嗽、腹痛、腹泻；5 月 10 日就诊于当地某医院普外科，生化检验示肝酶、胆红素等指标升高；腹部 B 超提示胰头部实性占位，高张力胆囊炎、胆囊内胆汁淤积，肝外胆管全程扩张，上腹腔多发淋巴结肿大；腹部增强 CT 提示胰腺体积弥漫性增大，考虑"自身免疫性胰腺炎，胆囊炎，肝内感染"可能，患者及家属拒绝手术治疗；5 月 20 日就诊于山西省某

笔记

53

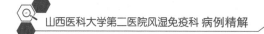
医院，行腹部彩超提示慢性胰腺炎可能，脾大，建议激素治疗，院外自行口服醋酸泼尼松片 60 mg/d，共 4 天，症状明显缓解，后每周减 5 mg 至停药，期间未规律复查，间断出现散在皮肤黏膜黄染。

2017 年 3 月 7 日症状反复，伴反酸、口苦，就诊于屯留某医院，化验肝功能示肝酶、胆红素等指标均升高；胃镜提示反流性食管炎（C 级），幽门管溃疡（A2 期）；腹部彩超提示先天性胆总管囊肿；腹部 CT 示胰头癌，肝内外胆管扩张。建议转上级医院进一步诊治，院外自行口服醋酸泼尼松片 40 mg/d，共 3 天，症状无改善，停用后改为地塞米松注射液 10 mg/d，共 9 天，效果差，停药后改为醋酸泼尼松片 30 mg/d；4 月上旬出现全身皮肤黏膜黄染加重，伴全身乏力；4 月 20 日就诊于解放军某医院，生化检验示肝酶、胆红素、肌酐均升高，免疫球蛋白 IgG4 为 296 mg/dL，CA19-9 为 836.7 U/mL，PET/CT 示胆囊增大，肝内胆管、胆总管扩张，右肺下叶结节（肺癌可能），右肺下叶肺大疱，双侧上颌窦慢性炎症，考虑"自身免疫性胰腺炎、肺癌"可能，建议继续口服醋酸泼尼松片 30 mg/d 及熊去氧胆酸胶囊（0.25 g/ 次，3 次 / 日）治疗，症状无缓解，后加用雷公藤（20 mg/ 次，3 次 / 日），效果差；5 月 1 日出现左上腹肋缘下疼痛，伴腹胀、食欲减退，为进一步治疗就诊于我科。病程中无脱发，无口干、眼干、牙齿块状脱落，无口腔、生殖器反复溃疡，无双手遇冷变白、变紫，无光过敏，无肌痛、肌无力。此次发病以来精神、睡眠欠佳，食欲差，小便呈茶水样，可见陶土色大便，体重下降约 10 kg。

[既往史]　无银屑病病史。糖尿病病史 10 余年，目前

使用皮下注射（诺 30R）精蛋白生物合成人胰岛素（三餐前 7 IU，7 IU，8 IU），重组甘精胰岛素注射液（睡前 8 IU），平素空腹血糖在 3 mmol/L 左右，三餐后 2 小时血糖波动于 13 ～ 14 mmol/L。

[诊断] IgG4 相关性疾病，自身免疫性胰腺炎，梗阻性黄疸，肝衰竭（轻度），门脉高压症，胃底静脉曲张，脾大，肾功能不全（失代偿期），电解质紊乱，酸中毒，血液系统受累，垂体炎？

[治疗] 给予激素、人免疫球蛋白、保肝、抗感染、纠酸、营养等对症支持治疗。地塞米松 5 mg，1 次 / 日，静脉推注；甲泼尼龙琥珀酸钠 240 mg，1 次 / 日，静脉点滴；人免疫球蛋白 20 g，1 次 / 日，静脉点滴；甲泼尼龙片 48 mg，1 次 / 日，口服；熊去氧胆酸胶囊 0.5 g，3 次 / 日，口服。2017 年 5 月 4 日行经内镜逆行胰胆管造影。

[转归] 腹痛及黄疸缓解，肌酐下降、血尿淀粉酶下降、贫血有所纠正。转入普外科进一步治疗。

病例分析

根据患者年龄、病史特点考虑：①患者老年男性，慢性病程；②组织脏器肿大，胰头部实性占位、胰腺弥漫性增大；③多系统受累：胆道系统、肾脏、甲状腺、中枢神经系统；④血清 IgG4 增高。考虑 IgG4 相关性疾病基本成立，但仍需与肿瘤、血液系统疾病及外科相关消化系统疾病相鉴别。该患者主要以自身免疫性胰腺炎为主要临床表现，该病是一种以梗阻性黄疸、腹部不适等为主要临床表现的特殊类型的胰腺炎，部分患者出现阻塞性黄疸，该患者主要以消化道系统表现为首发症状及主要症状，考虑组织脏器肿大纤维化为主要临床及病理改变，在积极给予解除梗阻的基础上给予激素静脉治疗控制炎症，减轻组织脏器肿大，改善症状，保护内脏。患者亦出现胆囊炎、胆管炎等表现，肾脏受累出现肾功能不全表现考虑为入量不足及肾脏受累所致，同时出现血液系统、肺部、内分泌系统、中枢神经系统、淋巴结受累，给予激素、扩容、抗感染、纠酸、人免疫球蛋白后黄疸减轻、肌酐下降、血尿淀粉酶下降、贫血有所纠正。

病例点评

IgG4 相关性疾病是一种累及多器官或组织的慢性、进行性、自身免疫性疾病。多见于中老年人，男性多见，部分患者有哮喘、湿疹、变应性鼻炎等过敏性表现，可因受累的器官不同而出现各种不同的表现，可以仅累及一个器官，也可以多个器官同时或先后受累，以泪腺、唾液腺、胰腺最常见。临床表现主要是局部压迫症状和相应受累器官组织功能障碍。

（1）IgG4 相关性疾病的诊断主要依据：①一个或多个器官出现弥漫性 / 局限性肿胀或肿块的临床表现。②血清 IgG4 浓度升高（＞ 135 mg/dL）。③组织病理学检查包括大量淋巴细胞、浆细胞浸润和纤维化；组织中浸润的 IgG4 阳性 / IgG 阳性细胞＞ 40%，且 IgG4 阳性细胞 10 个 / 高倍视野。组织病理学特征是诊断的主要依据，其次是组织内的 IgG4

阳性细胞计数及 IgG4 阳性 /IgG 阳性细胞比例。诊断还需排除各个器官的恶性肿瘤和临床类似疾病。治疗主要应用糖皮质激素，效果较好，治疗后脏器肿胀很快减轻或消失，IgG4下降，也可以与免疫抑制剂硫唑嘌呤、环磷酰胺、甲氨蝶呤、吗替麦考酚酯等药物联合使用。临床上早期发现该病可提高患者正确诊断率及改善预后。该患者未规律诊治，早期激素治疗敏感，后期出现组织脏器纤维化及恶变后治疗效果欠佳，出现多系统受累症状，预后不良。需注意排除恶性病及其他疾病，应积极与其他相关科室合作，共同制定治疗方案。

（2）诊断方面：一个或多个器官弥漫性肿大、血清 IgG4增高，需警惕血清 IgG4 相关性疾病，该病疾病谱相对较广，诊断仍需要依靠病理检查结果，常见疾病有自身免疫性胰腺炎、米库利兹病、炎性假瘤、腹膜后纤维化等。还需与肿瘤、血液系统疾病相鉴别。

（3）治疗方面：早期应积极给予激素、免疫抑制治疗，组织脏器纤维化功能改变后应积极与多学科合作制定治疗方案。

011
难治性红皮病型
银屑病关节炎 1 例

📋 病历摘要

患者，男，48 岁。主因"间断腰痛 23 年，反复鳞屑性丘疹 3 年，加重伴发热半年"入院。

[现病史] 患者 1993 年起出现腰痛，腰部僵直感，多于久坐、晨起时明显，活动后可减轻；夜间翻身困难，有时可夜间痛醒。不伴低热、盗汗，肢体麻木及下肢放射痛，自行口服双氯芬酸（2 片 / 次，3 次 / 日）可减轻。2001 年渐出现颈部、腰部活动受限，右髋关节疼痛及活动受限，未治疗。2013 年开始头皮出现散在鳞屑性丘疹，并逐渐累及躯干和四肢，豆粒大小，就诊于当地医院诊断为"银屑病"，给予外用

笔记

药物治疗（具体不详），头皮丘疹未完全消退，皮损加重，累及头皮、面部、躯干、四肢，呈泛发性红斑、脱屑，部分皮损呈鳞屑性丘疹，无脓疱，伴发热，体温最高达 39.0℃，不伴畏寒，无咽痛、咳嗽、咳痰、腹痛、腹泻、尿频等症状，就诊于当地中医院，给予中草药治疗 9 天，外用 VA 酸乳膏，输注青霉素、地塞米松等治疗 4 日效果欠佳，发热不退，全天体温均高于正常，波动于 38.0 ～ 40.0℃。

[既往史] 否认肝炎、结核等传染病史，否认手术、外伤史，否认输血史。

[入院查体] 头皮、面部、躯干、四肢泛发性红斑、脱屑，部分皮损呈鳞屑性丘疹，无脓疱（图 11-1）。阴囊及包皮龟头可见鳞屑性斑疹。脊柱后凸畸形，脊柱前屈、侧弯、后伸活动受限，右侧髋关节活动受限。

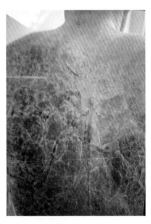 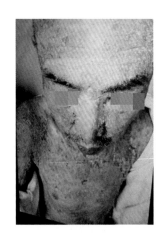

A：背部可见泛发性红斑、脱屑，部分皮损呈鳞屑性丘疹，无脓疱

B：前胸及面部可见泛发性红斑、脱屑，部分皮损呈鳞屑性丘疹，无脓疱

图 11-1 治疗前

[实验室检查] 血常规：HGB 115.0 g/L，WBC 8.70×10^9/L，RBC 3.52×10^{12}/L，PLT 219.00×10^9/L；CRP 175.0 mg/L；ESR 35.00 mm/h。术前免疫：乙肝表面抗原（+），7968 COI；乙肝 e 抗体（+），0.106 COI；核心抗体（+），0.005 COI；乙肝前 S1 抗原（+）；乙肝前 S2 抗原（+）；余均为阴性。HBV-DNA：6.01×10^5 IU/mL。血培养加药敏：耐甲氧西林凝固酶阴性葡萄球菌（+，2 次）。HLA-B27（+）。类风湿筛查、抗 ENA 谱、血管炎筛查、肌炎抗体谱、结核斑点试验均为阴性。

[影像学检查] 骨盆 X 线：强直性脊柱炎，髋关节受累。颈胸腰椎 X 线：强直性脊柱炎。腹部彩超：肝大。胸部 CT：左肺上叶肺大泡，双侧胸腔积液，心包积液。骶髂关节 CT：强直性脊柱炎。

[诊断] 银屑病关节炎，耐甲氧西林凝固酶阴性葡萄球菌菌血症，慢性乙型病毒性肝炎。

[治疗] 给予地塞米松注射液（5.0 mg×22 天，2.5 mg×7 天）、醋酸泼尼松片（1 次 / 日）、洛索洛芬钠片（3 次 / 日）、恩替卡韦片（1 次 / 日）、西罗莫司胶囊（1 次 / 隔日）、甲氨蝶呤片（1 次 / 周），以及血浆置换、抗感染、保肝、营养支持、对症等治疗。

[转归] 经激素、非甾体类药物、免疫调节剂、抗感染及血浆置换治疗后，发热、皮疹明显消退（图 11-2），关节痛、腰痛明显减轻。后期随访病情稳定，皮疹再未反复，可从事日常简单活动。

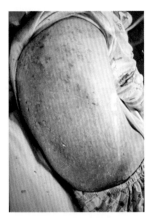
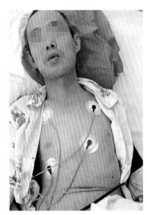

A：与治疗前相比背部泛　　　　B：与治疗前相比面部红
发性红斑基本恢复正常　　　　斑基本恢复正常

图 11-2　治疗后

病例分析

银屑病关节炎分类标准（Classification Criteria for Psoriatic Arthritis，CASPAR）：

（1）现发银屑病、银屑病既往史或家族史的证据。①现发银屑病指就诊时由风湿病医师或皮肤病医师诊断具有银屑病性皮肤或头皮病变阳性；②银屑病既往史指由患者本人、家庭医师、皮肤病医师、风湿病医师或其他可信任的健康中心证实患者曾患有银屑病；③家族史指患者陈述其一级或二级亲属中有人曾患银屑病。

（2）就诊时可见典型的银屑病指甲改变，包括甲剥离、顶针样改变、过度角化等表现。

（3）RF 可用除凝胶法外的其他方法检测，但最好采用酶联免疫吸附试验或比浊法，按当地实验室检查的参考值范围，检查结果为阴性。

（4）具有整个指趾肿胀的指趾炎表现，或由风湿病医师记录的指趾炎病史。

笔记

（5）影像学显示为关节周围新骨形成，手足平片可见关节周围异常骨化（而非骨赘形成）。

炎性关节病（关节、脊柱、肌腱）伴有 3 个或 3 个以上上述表现者，即符合 CASPAR 分类标准。

本例患者符合上述（1）（3）（5），评分为 4 分，故银屑病关节炎诊断明确。患者发热半年余，完善 2 次血培养可见耐甲氧西林凝固酶阴性、葡萄球菌阳性，故耐甲氧西林凝固酶阴性葡萄球菌菌血症诊断明确。

📋 病例点评

该患者以关节痛、皮疹、发热为突出临床表现，银屑病关节炎、耐甲氧西林凝固酶阴性葡萄球菌菌血症诊断明确，疾病活动、皮肤屏障功能受损并发菌血症，合并慢性乙型病毒性肝炎活动期，三者相互影响，治疗策略的选择比较棘手。

治疗根本为控制原发疾病对皮肤损害，恢复皮肤屏障功能。在积极给予恩替卡韦分散片抗乙肝病毒、抗菌药物抗感染控制菌血症的前提下，选择性应用血浆置换治疗，此项治疗技术的明显优势是可以最大限度规避生物制剂、免疫抑制剂的相关风险，抗炎效果显著，经先后 3 次血浆置换治疗后患者皮疹明显改善，发热消退，腰背痛及关节痛减轻，病毒载量较前下降，病情基本控制。

该病例的成功治疗为此类疾病提供了新治疗思路，有深远的临床价值，为患者的治愈带来新曙光。

参考文献

1. 赵岩，金丽霞．应规范银屑病关节炎的诊断和治疗．中华风湿病学杂志，2011，15（6）：361-364.

012
以反复脑梗死为突出表现，无明显关节症状的类风湿关节炎 1 例

📋 病历摘要

患者，男性，54 岁。主因"局限性皮肤紧硬 16 年，间断肢体无力 1 年余"入院。

[现病史] 患者 2000 年发现左上臂皮肤局限性紧硬，未重视。2014 年 6 月发现右脸颊局部肿胀，无疼痛、皮疹、瘙痒，渐消退，呈凹凸不平，未诊治；11 月中旬出现右腹股沟区疼痛，伴右下肢无力、麻木，活动受限，无腰背痛，无肌痛，无口眼歪斜、流涎，无视物模糊、意识障碍，无吞咽困难、饮水呛咳，就诊于某三甲医院，行头颅 MRI 检查，诊断为"多发脑梗死（急性期）"，给予抗血小板聚集、稳定斑块、改善循环、脑保护（具体药物不详）等治疗后，症状缓解，基本如常人。因面部、左上臂皮肤症状，就诊于我院风湿科门诊，建

议行皮肤活检，未执行；类风湿筛查相关抗体均阳性（RF 为
20 IU/mL，APF 1 ∶ 20，AKA 1 ∶ 80，ANA 1 ∶ 320 H，抗
CCP 抗体 1554 RU/mL，抗 MCV 抗体 > 1000 U/mL ），因无关
节症状，建议复查，结果同上述，未行进一步诊治。2016 年
5 月 12 日再次出现左侧肢体无力，复诊于某三甲医院，诊断
为"双侧脑室旁脑梗死（急性期），多发陈旧性脑梗死"，对症
治疗基本同前，症状好转，无偏瘫、失语。病程中偶有间断
性右腕、右膝关节不适；5 月 16 日出现右手第 1 掌指关节肿
痛，呈一过性，自行缓解，无腰背痛、足跟痛，无双手遇冷变
白、变紫，无口干、眼干，无皮疹、光过敏，无反复口腔及外
生殖器溃疡。

[既往史、个人史和家族史]　血压升高 10 余年，最高达
160/100 mmHg，平素规律口服尼群地平（1 片 / 日），血压控
制于 120 ～ 130/ 70 ～ 80 mmHg，2014 年 11 月脑梗死后自行
停药；嗜烟酒；有脑梗死家族史。

[入院查体]　血压 129/90 mmHg；阳性体征：右脸颊局
部皮肤凹陷，无皮下硬结，无触压痛，双手大、小鱼际皮肤
发红充血，左上臂外侧皮肤紧硬，不能捏起，余皮肤色泽正
常，弹性良好。关节无红肿，压痛（ - ），运动正常。

[实验室检查]　ESR 35 mm/h；（2014 年 11 月 21 日，我院)
APF 1 ∶ 40，AKA 1 ∶ 40，ANA（鼠、猴肝、Hep-2 ）1 ∶ 1280 H，
抗 CCP 抗体 > 1600 RU/mL，抗 MCV 抗体 730.9 U/mL，余
（ - ）；（2014 年 11 月 26 日，我院 ）RF 20 IU/mL，APF
1 ∶ 20，AKA 1 ∶ 80，ANA（鼠、猴肝、Hep-2 ）1 ∶ 320 H，
抗 CCP 抗体 1554 RU/mL，抗 MCV 抗体 > 1000 U/mL，余

（−）；（2016年5月26日，我院）RF 40 IU/mL，APF 1∶20，AKA 1∶40，ANA（鼠、猴肝、Hep-2）1∶320 H，抗CCP抗体1408.2 RU/mL，抗MCV抗体148.2 U/mL，余（−）；抗ENA多肽谱：（−）；血管炎筛查、磷脂抗体组合均（−）。皮肤病理符合硬化性脂膜炎。

[影像学检查]　腹部彩超：轻度脂肪肝，充满型胆结石，胰脾双肾未见明显异常。头颅MRI：双侧脑室旁脑梗死（急性期），双侧基底节区、侧脑室旁、半卵圆中心、丘脑、脑桥、胼胝体干多发陈旧性脑梗死，颅内多发缺血灶病脑室旁白质脱髓鞘改变，双侧大脑前动脉A1段硬化。

[诊断]　类风湿关节炎（RA），双侧脑室旁脑梗死（急性期），多发陈旧性脑梗死，血管性认知障碍，高血压2级（极高危），脂肪肝（轻度），胆结石，陈旧性肺结核。

[治疗]　给予糖皮质激素（地塞米松5 mg/d×7天、2.5 mg/d×3天，泼尼松30 mg/d，口服），联合免疫抑制剂（来氟米特10 mg/d、静脉点滴环磷酰胺200 mg/3周），以及脑保护、改善循环、抗血小板聚集、稳定斑块、促智、营养神经、抑酸护胃等对症支持治疗。

[转归]　患者一般状况好，血压控制可，2016年出院至今未再发生心脑血管事件。

病例分析

该患者以反复脑梗死为突出临床表现，依据美国风湿病学会（ACR）1987年修订的RA分类标准及美国风湿病学会/

欧洲抗风湿病联盟（ACR/EULAR）2010 年 RA 分类标准，虽然关节症状、影像学依据均不充足，但反复查类风湿相关抗体均为阳性，结合病史特点，诊断为特殊类型的 RA。

病例点评

血管炎是重症 RA 的临床表现之一，可累及周围及心、脑等重要脏器血管。虽然 RA 患者女性多于男性，但血管炎却多见于男性。血管炎活动少见，仅见于病情严重者，这一亚型的患者为 1%。脏器病变一般表现为受累动脉血管供血的器官跛行或梗死。要特别注意老年患者发生心脑血管炎时，易误认为合并冠心病或脑动脉硬化症，而非一元论解释疾病全貌。

血管损伤是由循环免疫复合物沉积所介导。病理特点为全动脉炎，血管壁全层有单核细胞浸润。病变活动时可见纤维素样坏死，内膜的增生易导致血栓形成。手指闭塞性血管内膜炎是血管炎的常见表现，受累血管壁上有免疫复合物沉积。

受累血管的大小和器官的损害决定治疗方案的选择及预后评估。孤立性小血管炎，通常被认为是良性，只需密切观察，不需特殊治疗；系统性血管炎却与高病残率和高死亡率相关联，必须早期积极免疫抑制治疗。

传统治疗上，大剂量的糖皮质激素是必需的，常联合应用免疫抑制药物，包括硫唑嘌呤和环磷酰胺。证实环磷酰胺和泼尼松联合冲击治疗后有 93% 的高缓解率，18 个月的死亡率仅占 6%；静脉应用免疫球蛋白有减少整体疾病活动度的好处，但效果在 3 个月后减弱；阻断 TNF-α 的治疗可能对 RA

笔记

中更严重的血管炎和其他关节外表现有效，但临床试验在进展性心力衰竭患者身上显示益处很少甚至是有害的；血浆置换有争议；外源性抗氧化剂，如维生素和其他营养剂是治疗的潜在药物。

另外本病例合并硬化性脂膜炎（sclerosing panniculitis，SP）。脂肪代谢障碍是指皮下组织原发性、特异性全部或部分或局限性萎缩。患者常有多灶性边界清楚萎缩性损害，并可伴有一种结缔组织疾病，提示其可能是一种免疫性疾病，如伴有补体异常、膜增生性肾小球肾炎、硬皮病、雷诺现象、干燥综合征、甲状腺自身抗体的高滴度。SP 好发于中老年女性，频繁发生于身高体重指数高的患者，提示雌激素可能与 SP 的发病相关。患高血压、高脂血症、糖尿病等代谢性疾病，容易引起血流动力学改变、血管壁损害、脂质过氧化反应及血管闭塞等，从而导致局部血液循环障碍及脂膜炎症的发生。下肢血管的循环障碍、淋巴管功能不全、纤溶系统异常、创伤及感染也被认为与 SP 的发病机制相关。

笔记

013
以鼻出血、皮疹为主要症状的原发性干燥综合征1例

病历摘要

患者，男性，19岁。主因"间断性鼻腔出血、双下肢皮疹1年余，全身水肿1周"入院。

[现病史] 患者2017年5月无明显诱因出现鼻腔出血，呈鲜红色，出血量少，行填塞压迫可止血，伴有双下肢弥漫性皮疹，呈暗红色，针尖大小，不伴瘙痒；5月中旬就诊于当地某医院，化验示PLT减少（1.00×10^9/L），行骨髓穿刺诊断为"免疫性血小板减少症、结缔组织病待除外"，给予激素、人免疫球蛋白、血小板输注等对症治疗，PLT升至正常出院，院外口服醋酸泼尼松片60 mg/次、1次/日，渐减量至10 mg（减

5 mg/3 日），后自行停药。期间以上症状间断出现，自行就诊于中医诊所，口服中草药治疗（具体不详），效果不佳。

2018 年 4 月 1 日再次出现鼻出血，出血量多，于当地诊所化验示 PLT 低（11.00×10⁹/L），给予油纱条填塞止血后转入我院急诊科。急诊科给予地塞米松（10 mg/d）、人免疫球蛋白输注等对症治疗后转入我科，完善相关检查后诊断为"PSS，血液系统受累"，给予激素、免疫调节剂、输注成分血、人免疫球蛋白等治疗，PLT 升高至 92×10⁹/L，一般情况好转后出院。院外口服醋酸泼尼松 60 mg/ 次、1 次 / 日，逐渐减量至 50 mg/ 次、1 次 / 日，同时给予沙利度胺（50 mg/ 次、1 次 / 日）、维 A 酸（10 mg/ 次、2 次 / 周）及西罗莫司（0.5 mg/ 次、2 次 / 周）治疗。

2018 年 7 月 3 日出现颜面部及双下肢可凹性水肿，伴颜面部散在红色皮疹，水肿呈进行性加重，逐渐累及全身，伴有口干、食欲缺乏及少尿（约为 200 mL/d）；7 月 4 日就诊于某县人民医院，给予对症治疗（具体不详），效果不佳；7 月 10 日就诊于我院急诊科，急查血常规示 WBC 17.01×10⁹/L、PLT 137.9×10⁹/L，尿潜血（＋），尿蛋白质（＋＋＋），白蛋白 14.5 g/L，ESR 45 mm/h，血小板压积 5.71 ng/mL。胸腹部彩超示少量双侧胸腔积液、大量腹腔积液。给予补充白蛋白、利尿、抗感染等对症治疗，后收入我科继续治疗。病程中有口干，无牙齿块状脱落、反复口腔溃疡、光过敏、关节疼痛等症状。自发病以来，精神、睡眠、食欲欠佳，大便正常，泡沫尿，近 1 周体重增加 8 kg。

[既往史] 2012 年于当地医院行阑尾炎切除术。

[入院查体] 一般情况可，色泽正常，皮肤弹性良好，无皮下结节，额部、面颊部、下颌可见散在红色皮疹，直径约 1 mm，无蜘蛛痣及肝掌。眼睑轻度水肿。双下肺叩诊为浊音。双下肺呼吸音弱，未闻及干性、湿性啰音。心脏各瓣膜听诊区未闻及杂音，腹部膨隆，移动性浊音（+）。脊柱呈正常生理弯曲，四肢无畸形，肌力及肌张力正常，关节无红肿，运动正常，双下肢中度可凹性水肿。双下肢深感觉略减退，生理反射存在，Babinski 征（−），Gordon 征（−），Oppenheim 征（−）。

[实验室检查] 唇腺活检（4 月 19 日）：送检涎腺组织，腺泡及导管周可见少量散在淋巴细胞浸润，不成灶。其他指标见表 14-1 ～表 14-4。

表 14-1 血常规

日期	WBC /(×10⁹/L)	LY/(×10⁹/L)	HGB/(g/L)	PLT/(×10⁹/L)	EO/(×10⁹/L)
7 月 10 日	17.01 ↑	6.27 ↑	178.00 ↑	137.9	0.18
7 月 12 日	14.75 ↑	3.44 ↑	152	177	0.01 ↓
7 月 14 日	13.21 ↑	2.75	159	181	0.00 ↓
7 月 16 日	13.54 ↑	2.95	172	209	0.54 ↑
7 月 20 日	14.55 ↑	2.34	170	163	0.02

表 14-2 尿常规

日期	潜血	PRO	RBC/uL	WBC/uL	pH
7 月 10 日	+	+++	220	12	6.5
7 月 12 日	+	++	72	6	6.5

表 14-3　24 小时尿蛋白定量

日期	蛋白 / （g/24 h）
7 月 13 日	14.56 ↑
7 月 18 日	6.20 ↑
7 月 21 日	11.07 ↑

表 14-4　其他实验室指标

日期	类风湿筛查		抗 ENA 多肽谱			血管炎筛查（p-ANCA）	抗双链DNA抗体	AHA+ANuA	ACA+抗 β2-GP I 抗体
	RF	ANA1	抗ENA抗体	抗SSA抗体	抗Ro-52抗体				
4 月 11 日	＜ 11.4	640 S	+	+++	+++	1 : 20	–		
7 月 12 日							–		
7 月 16 日									–
7 月 17 日		160 S	+	+++	+++			–	

[诊断]　PSS，血液系统受累，肾脏受累，低蛋白血症，多浆膜腔积液，SLE 不除外。

[治疗及转归]　给予激素、免疫调节药物（骨化三醇胶囊、维 A 酸、西罗莫司胶囊、沙利度胺片、重组白介素 -2）及补充白蛋白、抗感染、利尿等对症治疗后，患者水肿明显减轻，肌酐较前下降，血小板维持在正常范围，24 小时尿蛋白定量较前明显减少。

随访患者病情稳定，血小板、尿蛋白及肌酐均稳定。

笔记

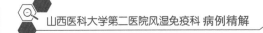

病例分析

本例患者为青年男性，病史 1 年，以鼻出血及皮疹为主要症状就诊，此次为第 2 次入我科治疗。第 1 次入院以顽固性血小板低为主要临床表现，入我科后完善相关检查可见 RF < 11.4、ANA 1 : 640 S、抗 ENA 抗体（＋）、抗 SSA 抗体（＋＋＋）、抗 Ro-52 抗体（＋＋＋）；唇腺活检示送检涎腺组织，腺泡及导管周可见少量散在淋巴细胞浸润，不成灶。诊断为 PSS、血液系统受累，给予激素、免疫调节剂、输注成分血、人免疫球蛋白等治疗，PLT 升高至 92×10^9/L，一般情况好转出院。院外口服用药维持治疗，之后患者病情相对平稳。

本次发病在既往临床表现的基础上，出现大量尿蛋白、重度水肿的问题，肾功能轻度异常，考虑我科疾病进展可能性大：① PSS 病情进展，累及肾脏，出现肾病综合征表现；② SLE 可能，该病常和 SS 难以鉴别，均可出现多系统受累，多种自身抗体阳性，均可出现血液系统及肾脏受累，该患者为青年男性，近期出现大量蛋白尿，不除外 SLE 可能；③原发于肾脏的疾病，如 IgA 肾病等，青年男性易出现的常见原发性肾病，可行肾穿刺进一步明确及进一步寻找诱因；④其他内科系统疾病所累及肾病，如血液病等可出现肾脏受累表现，必要时可再次行骨穿进一步明确；⑤少见病及遗传病，仍需进一步排查明确及行基因检查。

目前患者血液系统受累考虑 SS 所致，近期出现的肾脏受累考虑最可能的原因仍为 SS 可能性大，给予甲强龙及调节免疫治疗，效果尚可，继续目前方案治疗，监测血小板变化。

📋 病例点评

本例患者病程分为 2 个阶段：第 1 阶段主要表现为血小板低及皮疹，自身抗体提示 SS 可能，结合患者病史特点，考虑 PSS，血液系统受累诊断明确。给予激素及免疫调节治疗，患者病情相对平稳。第 2 阶段（此次）出现大量蛋白尿、水肿变化，可见院外就诊过程中出现免疫紊乱情况，应积极给予调节免疫治疗。入院后监测血小板可见在正常范围，自身抗体较上次入院无明显改变，尿常规中可见潜血、蛋白，考虑原发肾病可能性大。

青年男性常出现 IgA 肾病，多为感染因素所致，可出现多种病理类型，表现多种临床表现。应积极给予找寻诱因，结合肾内科治疗，同时积极控制原发病，尤其调节免疫功能紊乱，达到免疫平衡，控制疾病进展。同时亦需明确，大量蛋白尿的出现常见于 SLE 中的 LN，该病可表现为多种病理类型，为我科出现大量蛋白尿及肾功能衰竭的最常见原因，但是我科其他疾病，如 SS 亦可出现多种肾脏病理，最常见的为肾小管病变，但仍可出现肾病综合征等临床表现，可继续观察患者病情变化，注意 SS 肾脏受累，同时不除外 SLE 的可能及原发于肾脏病的可能性，必要时可行肾脏活检进一步明确。

本例患者在给予激素、免疫调节药物及人免疫球蛋白的治疗下取得了良好效果，病情进一步控制，仍需长期随访观察病情演变。

014
免疫调节治疗方案治疗系统性红斑狼疮 1 例

病历摘要

患者，男性，64 岁。主因"面部红斑 18 年，双下肢水肿 6 年，发热 2 日"入院。

[现病史] 患者 1996 年 10 月日晒后出现面部红斑，就诊于我院皮肤科，经相关检查诊断为 SLE，给予泼尼松 10 mg/d 口服，症状控制可；12 月因面部红斑反复并加重伴乏力，就诊于我科，化验示尿蛋白（+），诊断为 SLE、LN，给予泼尼松 40 mg/d，来氟米特联合环磷酰胺治疗，症状明显缓解。病情稳定后，泼尼松逐渐减量至 10 mg/d。2000 年 10 月始，间断出现双膝及双肩关节疼痛，血肌酐波动于 90 ～ 130 μmol/L，考虑狼疮活动。治疗方案调整为泼

尼松 10 mg/d，间断输注长春新碱联合环磷酰胺，病情控制稳定，门诊规律复诊。2006 年 2 月查尿蛋白（＋＋），加用羟氯喹 200 mg/d，余治疗同前。2008 年查尿潜血（＋）、尿蛋白（＋＋），继续同前治疗。2009 年 7 月泼尼松减量至 5 mg/次，隔日 1 次，期间病情稳定。2011 年 6 月因双下肢水肿，于我科检查示尿潜血（＋＋）、尿蛋白（＋＋）；24 小时尿蛋白定量 3.53 g/24 h；血肌酐 146 μmol/L；ANA 1∶1280 S；抗双链 DNA 抗体 155 IU/mL，诊断为 SLE、LN、肾功能不全，泼尼松加量至 55 mg/d，加服白芍总苷胶囊、来氟米特片，病情好转后泼尼松逐渐减量，门诊规律复诊。2016 年 4 月因血肌酐升高（352 μmol/L）住院，ANA 1∶640 HS；抗双链 DNA 抗体 130 IU/mL，泼尼松调整为 15 mg/d，加用免疫调节方案：IL-2（50 WIU/d）治疗 7 天，复查血肌酐 178 μmol/L；院外 50 WIU/周，维持至 6 月底，期间肌酐波动于 165～208 μmol/L；8 月因血肌酐升高（374 μmol/L）入住我院肾内科，经激素（甲泼尼龙琥珀酸钠 40 mg×6 天、泼尼松 40 mg/d）及降血肌酐等治疗，后复查血肌酐较前下降（291 μmol/L）；10 月血肌酐升高（328 μmol/L），治疗调整方案：泼尼松（30 mg/d）、IL-2（50 WIU）治疗 7 天，复查血肌酐为 182 μmol/L，院外 50 WIU/周维持，期间因眼结膜充血停羟氯喹。10 余天前"受凉"后出现发热，体温最高达 39.5 ℃，伴寒战，有尿频、尿急及左膝关节疼痛。

[既往史]　患者 2004 年行阑尾切除术；2006 年行胆囊切除术；2015 年行白内障手术；2016 年 7 月于我院诊断为慢性浅表性胃炎伴糜烂。否认输血史，有头孢类、青霉素类、磺胺类、红霉素类药物过敏史。

[入院查体]　全身表浅淋巴结未触及肿大，心肺膈未见异常，肝、脾肋下未触及。体温 39.8 ℃，脉搏 96 次 / 分，呼吸 20 次 / 分，血压 165/105 mmHg。颜面部散在红色皮疹，左侧膝关节肿痛，压痛（＋）。

[实验室检查]　血常规：WBC 28.10×10^9/L，LY 1.86×10^9/L，HGB 89.0 g/L，PLT 105×10^{12}/L，中性粒细胞百分比 82.20%。ESR 120 mm/h。CRP 330 mg/L。血生化：血尿素氮（blood urea nitrogen，BUN）20.80 mmol/L，肌酐（Cr）386 μmol/L，肌酸激酶（CK）27.00 U/L，肌酸激酶同工酶（CK-MB）11.00 U/L，乳酸脱氢酸（LDH）290.00 U/L，羟丁酸脱氢酶（HBDH）203.00 U/L。尿常规：BLD（＋＋），WBC（＋＋＋），PRO（＋）。便常规＋潜血（－）。CD4$^+$T 细胞亚群：Th1 24.44，Th2 3.08，Th17 1.80，Treg 8.62，Th1/Th2 7.93，Th17/Treg 0.21。外周血淋巴细胞亚群：总 T 细胞 407 个 /μL，总 B 细胞 11 个 /μL，NK 细胞 30 个 /μL。血细菌鉴定：大肠埃希菌（＋）。尿细菌培养：大肠埃希菌（＋）。24 小时尿蛋白定量 1.981 g/24 h（参考区间 0.028 ～ 0.141 g/24 h）。糖化血红蛋白（GHb）5.3。甲状腺功能：FT$_3$ 3.85 pmol/L，FT$_4$ 9.14 pmol/L，促甲状腺激素（TSH）2.04 mIU/L。抗 ENAs、抗双链 DNA 抗体、ANA、C12、ASO、结核杆菌抗体、人巨细胞病毒、EB 病毒、HBV-DNA 均（－）。

[影像学检查]　胸部 CT 示双下肺轻度间质性纤维化。双膝关节 X 线片示双膝关节增生。左膝关节 MRI 示左膝关节外侧半月板损伤。心脏彩超示主动脉瓣轻度关闭不全，心包积

液（微量），左室松弛性减低，射血分数 70%。腹部彩超示胆囊切除术后，双肾实质回声稍增高，左肾约 10.3 cm×4.9 cm 大小，右肾、肝、胰、脾未见明显异常。头颅＋脑血管 MRI 示双侧半卵圆中心、侧脑室旁信号异常，考虑缺血灶、脑动脉硬化。

［诊断］　SLE，LN，慢性肾衰竭，血液系统受累，泌尿系感染，菌血症，高血压 3 级（很高危），肺间质纤维化，左膝关节半月板损伤，慢性浅表性胃炎伴糜烂。

［治疗］　IL-2 皮下注射 50 WIU，1 次／日，连用 5 天；地塞米松静脉点滴 5 mg，1 次／日；甲泼尼龙片口服 30 mg，1 次／日；抗感染及对症支持治疗。

［转归］　给予激素、免疫调节、抗感染及对症治疗后，患者体温正常，病情明显缓解，院外门诊长期随诊，病情稳定，肌酐、尿素氮及相关指标稳定。可从事日常活动。

病例分析

本病例特点：①中年男性，慢性病程；②间断性面部红斑 18 年，双下肢水肿 6 年；③ 1996 年确诊为 SLE、LN，给予激素联合免疫抑制剂治疗方案，病情控制可；④入院前 10 日"受凉"后自觉鼻塞，前 3 日出现尿频、尿急，前 1 日出现高热伴寒战，体温最高达 39.5 ℃；⑤狼疮相关自身抗体均为阳性；⑥ 2016 年 4 月始，因肌酐增高，多次住院治疗，间断给予小剂量 IL-2（50 WIU）治疗，肌酐控制良好。

病例点评

（1）SLE 是一种病因未明的慢性、全身性、自身免疫性疾病，由于其可导致多器官受累加上临床表现变化多，以及 SLE 的异质性，使得缺乏诊断标志物"金标准"。SLE 受遗传、内分泌激素、免疫异常及环境因素的影响。

（2）SLE 特点总结如下：自身免疫性疾病；病因复杂，有遗传倾向性；多系统受累；具有多种自身抗体；异质性疾病，不同表现不同治疗；病程迁延反复、死亡率高；非传染病，非肿瘤，非性病。

（3）SLE 基本病理改变：血管炎——抗原、抗体结合，形成免疫复合物沉积在血管壁（或原位形成免疫复合物），激活补体，导致血管壁炎症。某些特异性抗体（如抗红细胞、血小板的抗体）直接造成细胞溶解。

（4）原来认为 SLE 是机体免疫过强所致，治疗策略为免疫抑制。近期我科研究表明，相当一部分患者是免疫耐受缺陷，Th17 细胞和 Treg 细胞的平衡是病情是否活动的关键，Th17/Treg 比值升高被认为是 SLE 发病的主要因素，是否应该调整为免疫调节治疗需要重新思考。免疫调节可诱导与恢复自身免疫耐受，从而治疗甚至治愈 SLE。

该病例的成功治疗为此类疾病提供了新的治疗思路，有深远的临床价值，为患者的治愈带来新曙光。

015
典型的强直性脊柱炎 1 例

病历摘要

患者，男性，56岁。主因"间断腰背痛35年，加重3个月"入院。

[现病史]　患者1981年8月出现下腰痛，伴晨僵，休息时加重，活动后减轻，未予正规诊治，不规律口服吡罗昔康，效果欠佳。2003年4月下腰痛加重，伴双髋区疼痛，翻身困难，遂就诊于我科，查骨盆正位片示双侧骶髂关节模糊；髋关节CT示双侧关节间隙变窄、髋臼囊性破坏；HLA-B27（＋）。诊断为AS，给予激素联合免疫抑制剂治疗（具体不详），症状较前明显缓解，出院后未规律复诊。2012年4月腰背部、双髋区疼痛再次加重，伴左肩痛及左眼视物模糊，诊断为AS、虹膜睫状体炎，于我科住院治疗，给予甲泼尼龙琥

79

珀酸钠（165 mg，1 次 / 日，静脉点滴，连用 2 次），泼尼松片（15 mg，1 次 / 日，口服），来氟米特片（10 mg，1 次 / 日，口服），柳氮磺胺吡啶片（500 mg，3 次 / 日，口服）治疗，症状缓解后出院。院外规律口服上述药物至 2012 年 7 月，后因出现恶心、呕吐等不适自行停药。2016 年 1 月上述症状再次反复并加重，伴背部、颈部疼痛。

[既往史]　否认肝炎、结核等传染病史，否认手术、外伤史，否认输血史。

[入院查体]　脊柱正常生理弯曲消失，各棘突及椎旁肌肉压痛（－），腰椎、颈椎各向活动稍差。各关节无肿胀、压痛，运动正常。四肢肌肉无压痛，肌力及肌张力正常。双侧"4"字试验（＋），枕墙距 10 cm，胸廓扩张度 2.0 cm，弯腰指地距 37 cm，Schober 试验 2.5 cm。

[实验室检查]　血常规：WBC 5.90 × 10⁹/L，RBC 1.970 × 10¹²/L，HGB 80.0 g/L，PLT 280 × 10⁹/L。ESR 5 mm/h。CRP 11.20 mg/L。尿常规（－）。肝肾功能：总胆红素 19.30 μmol/L、清蛋白 36.40 g/L、总蛋白 59.10 g/L、BUN 10.40 mmol/L、Cr 341.00 μmol/L、血尿酸 584.00 μmol/L、钙 2.29 mmol/L、无机磷 1.84 mmol/L。24 小时尿蛋白定量 3.9 g/24 h。免疫球蛋白：IgG 7.35 g/L、IgA 0.62 g/L、IgM 0.36 g/L。自身抗体：ANA 1 ∶ 120 S，RF 1∶64 IU/mL，余（APF、AKA、抗 CCP、Anti-MCV、抗双链 DNA、抗 ENA、抗 SSA、抗 SSB 抗体，HLA-B27）均为阴性。铁蛋白 529.95 ng/mL（参考范围＜ 322 ng/mL），总 T 细胞 2109 个 /μL，总 B 细胞 192 个 /μL。术前免疫：乙肝核心抗体（＋），余（－）。HBV-DNA ＜ 100 IU/mL。结核菌素试验（＋）。甲功、补体、

笔记

多肿瘤标志物、HbA1C、TB-Ab 均为阴性；HLA-B27（+）；RAs、抗 ENAs、血管炎筛查、磷脂抗体组合均为阴性。

[影像学检查] 腹部彩超：胆囊壁隆起性病变，肝内高回声反射，胰脾双肾未见明显异常。心脏彩超：大致正常，左室收缩功能正常。骨盆平片：双侧骶髂关节间隙孔消失，双髋关节退行性骨关节病。胸部 CT：左肺下叶陈旧性病灶。骶髂关节 CT：双侧骶髂关节炎，骨质疏松。髋关节 MRI：AS，双侧髋关节受累。

[其他辅助检查] 胃镜：慢性浅表性胃炎。心电图：窦性心律，图像正常范围。

[诊断] AS，骨质疏松症。

[治疗] 给予激素、免疫抑制剂（如生物制剂）：甲泼尼龙琥珀酸钠（40 mg，1 次 / 日，静脉滴注，连用 2 次），醋酸泼尼松（15 mg，1 次 / 日，口服），来氟米特（10 mg，1 次 / 日，口服），益赛普（25 mg，2 次 / 周，皮下注射），以及补钙、护胃等对症支持治疗。

[转归] 给予激素、非甾体类药物、免疫调节及对症治疗后，腰痛明显减轻，后期随访病情稳定，可从事日常工作及活动。

🗒 病例分析

AS 是一种慢性炎性疾病，主要侵犯脊柱和骶髂关节，以脊柱炎及骶髂关节炎为标志。以中轴肌腱端炎和滑膜炎为主要特点，最终导致骶髂关节和脊柱的纤维化和晚期骨性强直。

AS 患者的特征：有家族史；45 岁前发病，隐匿起病；炎性腰背痛，胸痛，交替性臀部疼痛；腰背痛持续 3 个月以上；有晨僵，活动后减轻；急性虹膜睫状体炎；下肢非对称性滑膜炎；足跟肌腱端炎；X 线骶髂关节炎。

该患者病例特点为：①中年男性，病史 35 年；②炎性下腰痛伴晨僵，活动后减轻，休息不缓解；③腰椎三向活动受限，胸廓扩展范围减低；④ HLA-B27（＋）；⑤骶髂关节 CT 示双侧骶髂关节增生、硬化，关节间隙变窄、融合改变。AS 诊断明确。

📋 病例点评

客观认识 HLA-B27 三不能：不能认为 HLA-B27 阳性者必定会发生 AS；不能认为 HLA-B27 阴性者必定不会发生 AS；更不能认为 HLA-B27 阳性就是 AS。

AS 强调早期诊断与早期治疗：在各种炎性风湿性关节炎疾病中，首发症状距离疾病确诊之间时间最长的是 AS，延迟诊断平均约为 7 年。等到症状符合 1984 年纽约标准时，多数患者的病变可能已经属于中晚期了。目前没有药物可以逆转已经发生的关节畸形和强直，早期诊断对于 AS 患者避免残疾至关重要。该病例的成功治疗为此类疾病提供了新的治疗思路，有深远的临床价值，为患者的治愈带来新曙光。

016
以多关节肿痛为突出表现的
多发性骨髓瘤 1 例

病历摘要

患者，男性，63 岁。主因"间断性腰痛 4 个月，对称性多关节肿痛 3 月余"入院。

[现病史] 患者 2017 年 8 月无外伤等明显诱因出现腰痛，上述症状劳累、久站时加重，平卧位及坐位时缓解，严重时夜间翻身困难，遂就诊于当地医院，化验尿蛋白（＋＋）；腰椎正位片示骨质疏松、骨质增生。当地医院给予洛索洛芬钠片（60 mg，2 次/日）、妙钠（1 片/次，2 次/日）及钙片口服治疗。1 周后自觉症状缓解，后因出现恶心、呕吐等胃部不适而自行停药。后腰痛症状反复出现且较前加重，未行进一步诊治。3 个月前出现全身对称性多关节肿痛，累及双腕关节、双手第 2 ～第 4 掌指及近端指间关节、双膝关节、右踝关节，

伴晨僵，起初持续大于 1 小时，1 个月后逐渐延长至全天握拳不能，偶有双肩关节、双膝关节及双髋区疼痛。入院前 1 个月出现明显口干，夜间为著，咽干食无须水送，无多饮、多食、消瘦等不适，无发热、盗汗，无头痛、头晕，无心慌、气紧，无脱发、反复口腔溃疡，眼干不明显，无尿频、尿急、尿痛。

[既往史] 否认肝炎、结核等传染病史，否认手术、外伤史，否认输血史。

[入院查体] 全身表浅淋巴结未触及肿大，心肺膈未见异常，肝、脾肋下未触及。双手第 2～第 4 近端指间关节、双腕关节、右膝关节、右踝关节肿胀、压痛（＋），右手握拳受限，右膝关节伸展受限，浮髌征（＋）。

[实验室检查] 血常规：WBC 5.90×10^9/L，HGB 80.0 g/L，RBC 1.970×10^{12}/L，PLT 280×10^9/L。ESR 102 mm/h。CRP 36.5 mg/L。尿常规：蛋白（＋），BLD（＋）。肝肾功能：总胆红素 19.30 μmol/L，清蛋白 36.40 g/L，总蛋白 59.10 g/L，BUN 10.40 mmol/L，Cr 341.00 μmol/L，血尿酸 584.00 μmol/L，钙 2.29 mmol/L，无机磷 1.84 mmol/L。24 小时尿蛋白定量 3.9 g/24 h。免疫球蛋白：IgG 7.35 g/L、IgA 0.62 g/L、IgM 0.36 g/L。自身抗体：ANA 1 ：120 S，RF 1 ：64 IU/mL，余（APF、AKA、抗 CCP、抗 MCV、抗双链 DNA、抗 ENA、抗 SSA、抗 SSB 抗体，HLA-B27）均为阴性。多肿瘤标志物：铁蛋白 529.95 ng/mL（参考范围＜ 322 ng/mL），癌胚抗原 1.39 ng/mL（参考范围＜ 5.00 ng/mL）。骨髓细胞学检查：骨髓瘤样细胞占 27%。

[影像学检查]　双手X线：双手骨质疏松。心电图、骨盆X线、腹部彩超、心脏彩超结果均未见异常。全身骨扫描提示左侧3、6前肋、10～12后肋，右侧4后肋，11胸椎及1～2腰椎核素异常浓聚。颅骨X线：多发穿凿样骨改变（图16-1）。

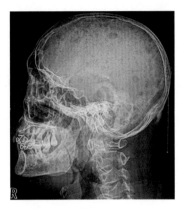

图16-1　颅骨X线片

[诊断]　多发性骨髓瘤。

[治疗]　复方倍他米松1 mL肌内注射。

[转归]　全身多关节肿痛较前明显减轻，转血液科化疗。

病例分析

RA是一种病因未明的慢性、全身性、自身免疫性疾病，以关节滑膜炎为典型病理表现，临床表现以对称性多关节炎为突出表现。

多发性骨髓瘤（multiple myeloma，MM）是一种B淋巴细胞异常增生的恶性肿瘤，以骨髓中浆细胞恶性克隆性增生、血清或尿液中出现单克隆免疫球蛋白。常发生于老年人，随年龄增长发病率升高，以60～70岁发病居多。MM国内发病率为（1～2）/10万，占恶性肿瘤的1%，占造血系统恶性肿瘤比例的10%～15%。由于骨髓内有浆细胞的异常增生，因此骨骼破坏非常常见，表现为骨质疏松，甚至溶骨性破坏和病理性骨折。骨骼疼痛常为患者的早期和主要症状，随病情发展症状逐渐加重。疼痛部位主要为扁骨，如骶部、肋骨、锁骨、胸骨和腰椎，其次为肢体等长骨部位，而关节肿痛相对少见。本例患者最后虽然诊断为MM，但却有全身游走性的多关节肿痛，ESR、CRP等炎性指标升高，且ANA和RF呈阳性，同时具有对非甾体抗感染药和激素相对敏感等特点，故一度被误诊为RA。

病例点评

MM多见于老年男性，由于异常浆细胞的大量增生造成骨骼破坏，多表现为较为固定的一处或多处骨痛，甚至出现病理性骨折。而风湿性疾病好发于年轻女性，病变多累及滑膜组织丰富的关节部位。

恶性肿瘤最常见的风湿性表现有关节炎（痛）、多发性肌炎/皮肌炎、副肿瘤血管炎、增生性骨关节病，而MM是血液系统恶性肿瘤，由于骨髓瘤细胞的恶性增生程度和浸润范围不一，合成分泌单克隆免疫球蛋白异常，免疫球蛋白的多寡不同，导致本病的临床表现复杂多样，容易误诊。有资料证明RA患者发生淋巴瘤、白血病和MM等淋巴增生性恶性肿瘤的概率较健康对照人群明显增高。机制可能与RA患者体内免疫功能异常有关，尤其是T细胞功能发生缺陷，使B细胞过度增生，部分克隆恶变，而T细胞免疫监视功能下降，在老年患者中更易合并肿瘤。当老年RA患者出现单克隆免疫球蛋白升高、肾损害及溶骨改变时应考虑MM。

研究表明除外RA的所有风湿病患者，都属于恶性肿瘤的高发人群，在最初诊断为风湿病的患者中，一部分即为肿瘤患者，故在风湿病患者中加强相关知识的宣传、加强肿瘤的筛查是很重要的，需要患者、家属、医院等多方面的共同支持。

由于 MM 患者体内异常浆细胞的大量增生，使得血浆球蛋白明显升高，临床检查 ESR 增高多在 100 mm/h 左右。而风湿性疾病是一种免疫性慢性炎症性疾病，ESR 多表现为轻到中度增快。以上的区别和特点有助于 MM 与风湿性疾病鉴别。

对于临床上不典型的病例临床医师仍应警惕，特别对于老年人出现骨关节痛，尤其有腰痛合并贫血等表现的患者时，要开阔诊断思维，仔细询问病史，全面分析病情，不能只局限于某一症状、某项检查，也不能过早满足于某项检查所提示的诊断，及时完善必要的辅助检查，才能早期诊断，避免误诊和漏诊。

参考文献

1. 张柏龙，徐君东. 血液病误诊误治与防范. 北京：科学技术文献出版社，2002：111-121.

2. 谢毅. 多发性骨髓瘤 // 叶任高，陆再英. 内科学. 6 版. 北京：人民卫生出版社，2004：631-635.

3. 张骏，邓宏宇，巫刚，等. 多发性骨髓瘤 148 例临床分析. 临床荟萃，2005，20（8）：452-454.

017
类风湿关节炎合并淋巴管肌瘤病 1 例

病历摘要

患者，女性，44 岁。主因"间断性多关节肿痛半年"入院。

[现病史]　患者 2015 年 9 月出现多关节肿痛，主要累及双手近端指间关节、掌指关节、腕关节、肩关节、膝关节，以肿胀为主，伴晨僵，持续时间约 1 小时，未重视及治疗。此后上述症状间断发作。2016 年 2 月 20 日就诊于某医院，查 ANA（＋），RF 20 IU/mL，抗 CCP 抗体 13.158 RU/mL，HLA-B27（－），ESR 25 mm/h；双手正位片、双膝关节正侧位片、骨盆平片未见明显异常，考虑"炎性关节炎"，给予塞来昔布胶囊（200 mg，1 次 / 日）抗感染镇痛治疗，效果不明显。为求

进一步诊治收入我科。病程中有间断腰骶痛，下蹲后起立困难，无双下肢放射痛，休息后加重，活动后减轻，无交替性臀区痛、双髋区痛，无足跟痛、足底痛，无颞颌关节疼痛、张口受限，无口干、眼干、牙齿块状脱落、腮腺肿大，无发热、皮疹、光过敏、结节红斑、脱发，无反复口腔溃疡、生殖器溃疡、双眼红肿疼痛、视力模糊及视力下降，无肌痛、肌无力，无双手遇冷变白、变紫，无尿频、尿急、尿痛及肉眼血尿，无腹痛、腹泻及黏液脓血便。有活动后气促。发病以来精神、食欲、睡眠好，大小便如常，体重无明显变化。

[既往史] 患者曾诊断有甲状腺腺瘤；2008 年行胃息肉切除术；结肠炎病史；2013 年因气胸行肺大泡修补术；有青霉素类、头孢类、磺胺类药物过敏史。

[家族史] 父亲因胃癌去世，母亲有 RA 病史。

[入院查体] 双肘关节伸面可触及皮下结节，直径约 1.5 cm，质软，触痛（－），活动度尚可，与周围组织无粘连，右侧胸壁手术后瘢痕，4.0 cm×0.5 cm 大小。腰骶部压痛（＋）；双侧"4"字试验（＋）；双手近端指间关节、掌指关节肿胀，压痛（＋）；双膝关节肿胀，压痛（－）；浮髌试验（－）；双下肢无水肿。

[实验室检查] 血常规：WBC 3.63×10^9/L，HGB 94 g/L，PLT 298×10^9/L，LY 1.52×10^9/L。ESR 18 mm/h。CRP 2 mg/L。RF 筛查：ANA 1∶640 NH，余均阴性。抗 ENA 多肽谱、血管炎筛查均为阴性。肺功能测定：小气道功能障碍，激发试验（－），肺弥散功能稍减退。

[影像学检查] 胸部 CT：双肺弥漫性囊性病变，考虑

淋巴管肌瘤病可能性大。腹部 CT：未见明显异常。骶髂关节 CT：双侧骶髂关节退行性改变。

[诊断] RA 肺淋巴管肌瘤病，肺大泡修补术后。

病例分析

该患者为中年女性，慢性病程；母亲患有 RA。表现为间断对称性多关节肿痛，累及双手近端指间关节、掌指关节、腕关节、肩关节、膝关节，伴晨僵，持续时间约 1 小时；病程中有炎性腰骶部疼痛、活动后气促；2013 年因反复气胸行肺大泡修补术；阳性体征：双肘关节伸侧可触及皮下结节，直径约 1.5 cm，质软，触痛阴性，活动度尚可，与周围组织无粘连，ANA 为 1 ：640 NH；胸部 CT 示双肺弥漫性囊性病变，结合 RA 的诊断标准，诊断明确。考虑淋巴管肌瘤病可能性大。肺功能测定：小气道功能障碍，激发试验（－），肺弥散功能稍减退。出院后在北京某医院完善基因检测为阳性，淋巴管肌瘤病诊断明确。临床中类风湿关节炎合并淋巴管肌瘤病极少见。大部分主观臆断为胸部 CT 表现的类风湿关节炎肺部受累。

病例点评

淋巴管肌瘤病（lymphangioleiomyomatosis，LAM）是一种几乎只发生于女性的罕见疾病，病理以平滑肌样细胞异常增生浸润为主要表现。由于肺部常出现特征性的薄壁囊性改变，通常称为肺淋巴管肌瘤病。LAM 是一种罕见的疾病，可以散发，与遗传病结节性硬化症（tuberous sclerosis complex，

TSC）有关。成年女性散发的 LAM 发病率大约为 1/40 万；成年女性 TSC 患者 LAM 的发病率是 30% ～ 40%。我国报道的病例数较少，约 100 多例，其中 63% 为 2001 年以后报告。几乎所有的 LAM 病例均发生在女性，平均年龄 30 ～ 40 岁。目前一般认为 LAM 与雌激素有一定的相关性，弹性蛋白酶 / α_1- 抗胰蛋白酶系统的不平衡，LAM 细胞可能来源于淋巴管平滑肌脂肪瘤的转移或前体细胞移位。近年来发现 LAM 患者的异常平滑肌细胞 *TSC2/TSC1* 基因异常，在平滑肌过度增生中发挥作用：细支气管壁平滑肌增生气道狭窄。临床表现以气胸、咯血、胸水为主。肺外表现：肾血管平滑肌脂肪瘤、腹腔及腹膜后淋巴结肿大、腹部淋巴管肌瘤。

HRCT 是包括 LAM 在内的弥漫性实质性肺疾病的诊断、评估、随访的推荐影像学检查方法。肺部囊性病变是 LAM 病变的主要特征。其外形、大小、轮廓变化很大，多数直径在 2 ～ 5 mm，偶尔可达到 30 mm。囊通常是圆形，均匀分布在全肺，肺实质正常。大多数囊壁厚度＜ 2 mm。基本病理变化为淋巴管、小血管和小气道壁及其周围的平滑肌样细胞增生，引起管腔的狭窄与阻塞。组织内可见一定程度的含铁血黄素。免疫组织化学染色显示平滑肌标志物阳性及特征性的 HMB-45 抗体阳性，这对于标本较小时尤其有诊断价值。由于经支气管镜肺活检获得的标本通常较小，HMB-45 染色有助于 LAM 的确诊。LAM 细胞的细胞核雌激素受体常为阳性。

诊断：①特征性的或与疾病相符的肺 HRCT 表现，且肺活检符合 LAM 病理标准。②特征性肺 HRCT 表现及与疾病相符的临床病史；或与疾病相符的 HRCT 表现，且具备下面任何一项：肾血管肌脂瘤；胸腔或腹腔乳糜积液；淋巴管平滑肌瘤或淋巴结受 LAM 累及；确诊或拟诊的 TSC。

拟诊：①特征性 HRCT 表现及与疾病相符的临床病史；②或与疾病相符的 HRCT 表现，且具备以下任何一项：肾血管肌脂瘤；胸腔或腹腔乳糜积液。胸部 CT：①双肺多发囊腔；②双肺网格状改变；③双肺斑片状密度增高影；④乳糜性胸腔积液；⑤肺外表现：最多见于腹部，包括肝脏、肾脏的血管平滑肌脂肪瘤，腹腔及腹膜后淋巴结肿大、腹膜后淋巴管肌瘤。

由于临床医师认识不足，本病常被误诊为肺间质纤维化、肺气肿等。育龄期年轻女性、绝经后女性也可发病。原因不明的渐进性呼吸困难、咯血、反复气胸或乳糜胸液，CT 显示两肺弥漫性分布的薄壁小囊状阴影，若出现上述情况应高度怀疑本病。

018 以活动后气促为主要症状的干燥综合征所致顽固肺动脉高压1例

病历摘要

患者，青年女性。主因"出现渐进性活动后气促1年半"入院。

[现病史] 患者2014年12月28日饭后出现左侧针刺样胸痛，吸气时加重，卧床休息不能缓解，无咳嗽、咳痰，无咯血，无胸憋、心悸。逐渐出现活动后气促，上2层楼梯即有症状，遂住院完善相关检查，胸片提示肺动脉段突出，右心扩大；心脏彩超示右心房、右心室扩大，三尖瓣关闭不全，肺动脉增宽，肺动脉高压（pulmonary hypertension，PAH，88 mmHg），风湿自身抗体检查ANA、抗SSA抗体、抗Ro-52抗体阳性。

[个人史和家族史] 过敏体质，合并甲状腺疾病；有免疫疾病的不良家族史。

[入院查体]　心率98次/分，律齐，肺动脉听诊区第二心音亢进，3/6级。

[实验室检查]　ANA（＋），抗ENA、抗SSA、抗Ro-52抗体（＋）。抗双链DNA抗体（－）。血管炎筛查（－）。甲状腺功能异常。

[影像学检查]　胸部正位片：心脏外形异常，呈二尖瓣型，肺动脉段影明显突出（图18-1）。心脏彩超：右心房、右心室增大，右室壁增厚，肺动脉内径增宽，三尖瓣关闭不全（重度），PAH（98 mmHg），心包积液（微量）。

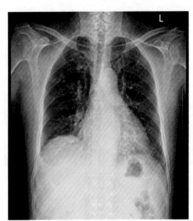

图 18-1　胸部正位 X 线

[诊断]　PSS，PAH，心脏扩大，心力衰竭，心功能3级，多浆膜腔积液，桥本甲状腺炎。

[治疗]　给予糖皮质激素（醋酸泼尼松10 mg/d联合环磷酰胺100 mg/d，口服），同时行降肺动脉压（波生坦125 mg，2次/日）、抗血小板聚集（阿司匹林100 mg/d）、强心（地高辛0.125 mg/d）、利尿、营养心肌、补钙、补钾、碱化尿液等对症支持治疗。

[转归]　该患者入组北京协和医院王迁教授团队结缔组织病相关的PAH队列研究，规律随诊治疗。目前可耐受一般日常活动，无病情骤然加重及恶化。

笔记

📋 病例分析

依据 2002 年 SS 国际分类（诊断）标准，该患者仅有血清学证据，无典型的临床表现，且发病年龄较轻，以肺动脉压力升高为首发临床表现，是较为少见的病例类型。而依据 2016 年 ACR 与 EULAR 联合推出的分类诊断新标准，口干、眼干已不作为诊断标准，而是诊断前的部分筛选条件，新标准允许对有全身症状和 B 细胞活化标志物的患者进行诊断，这意味着对于有全身症状但未出现干燥症状的患者或早期患者进行诊断。

📋 病例点评

2004 年世界卫生组织根据病因将 PAH 分为 5 类：①与特发性、家族性和风湿病等疾病相关；②伴有左心功能障碍；③呼吸系统疾病和（或）低氧血症相关；④慢性血栓和（或）与栓塞相关；⑤其他原因，包括结节病、肿瘤等。

风湿性疾病出现 PAH 的概率：混合性结缔组织病患者的概率最高，为 33.1%；其次为系统性硬化病（systemic sclerosis，SSc）（尤其是 CREST 综合征），为 12.5%；出现 PAH 概率最小的是皮肌炎 / 多肌炎（PM/DM），仅为 1.8%；SLE 患者的概率为 2.9%，而合并抗磷脂抗体综合征（antiphospholipid syndrome，APS）的 SLE 患者的概率则升至 7.3%。既往认为，PSS 患者发生 PAH 的概率很低，但抗 SSA/SSB 抗体阳性者一旦出现肺动脉高压则常为重度，且病情进展迅速。抗 SSA/SSB 抗体阴性者 PAH 发生率有增高趋势。

　　PSS 相关的 PAH 的发病机制目前尚不清楚。病理发现 PSS 患者肺血管内膜、中膜肥厚，管腔狭窄，IgM、IgA、补体 C1q 沉积，说明 PSS 发生 PAH 的机制除与小血管痉挛内膜增厚有关外，肺小血管炎亦起一定作用。肺小动脉内皮细胞损伤导致血管收缩因子增加和舒张因子减少造成生长刺激因子和抑制因子失衡，使血管重塑，产生 PAH。另外，肺间质纤维化、微血栓形成、免疫复合物沉积、抗凝和纤溶系统异常、IL-6 释放、抗内皮细胞抗体、炎症、低氧血症等因素使肺毛细血管床进一步减少，促进并加重了 PAH 的发生及发展。

　　PSS-PAH 的临床特征研究发现在初诊人群中，女性多见，PAH 可以为首发症状。具有典型眼干症状及发热等 PSS 常见症状的患者，相对不易患 PAH。已有报道指出雷诺现象在 SLE 中与 PAH 有关，其与 PSS 也存在相关性。而肾脏受累与 PAH 甚少重叠，提示合并 PAH 是 PSS 的一个特殊表型。

　　通过复习文献，得出 SLE 合并 PAH 患者的预后相对特发性 PAH（IPAH）较好，而 SSc 患者的预后则较差。PSS 合并 PAH 患者的预后介于两组疾病之间。

　　治疗原则：预防和控制感染，戒烟，避免妊娠，避免使用血管收缩剂、抑制心脏药、影响抗凝和前列腺素合成药；在积极治疗免疫基础疾病（激素联合免疫调节用药）的基础上，同时给予氧疗、强心、利尿、抗凝、甲状腺素替代治疗等综合处置。另外，抗 CD20 单抗（美罗华）、IL-6 受体的单克隆抗体（雅美罗）、IL-1 受体的单克隆抗体（阿那白滞素）、TNF-α 拮抗剂可能是治疗结缔组织疾病合并 PAH 潜在的有效靶向药物。

笔记

另外，本病例合并甲状腺功能减退症。甲状腺素有稳定血管的作用，甲状腺素不足可引起雷诺综合征和 PAH，某些伴有甲状腺功能减退症的 IPAH 患者也会出现雷诺现象，应用甲状腺素治疗后，患者 PAH 症状可以得到改善，提示血管痉挛因素可能在此类患者的 PAH 形成中起到一定作用。

019
被误诊为急性心肌梗死的
系统性红斑狼疮 1 例

病历摘要

患者，女性，50 岁。主因"发作性胸痛 7 月余，加重 6 天"入院。

[现病史] 患者 2013 年 8 月休息时突感胸憋，无胸痛、肩背部放射痛、恶心、呕吐、头晕、头痛、黑蒙、晕厥，就诊于县医院，考虑"冠心病"，予以药物治疗（具体不详），好转出院。2014 年 1 月上述症状再次发作，性质同前，于太原市某医院行冠状动脉造影未见异常，对症治疗后好转出院。2 月 10 日休息时突发胸痛，伴肩背部放射痛、出汗、恶心、呕吐，不伴头晕、头痛、黑蒙、晕厥，持续 3 ～ 5 分钟自行缓解，未予重视。2 月 15 日胸痛加重，持续 30 分钟不缓解，

笔记

于我院心内科查心肌梗死标志物：CK-MB 37.5 ng/mL，cTnI 16.40 ng/mL，Myo 84.6 ng/mL；心电图示窦性心律，心电轴不偏，$STV_{2\sim5}$ 抬高 > 0.1 mV，$STV_{3R\sim5R}$ 下移 > 0.05 mV；考虑"急性前壁心肌梗死"，予以抗血小板聚集、稳定斑块、营养心肌等对症治疗，效果差，由心内科转入我科。发病以来，精神、食欲、睡眠欠佳，近 4 天无大便，小便正常，体重无明显改变。

[既往史] 患者 2014 年 1 月 21 日因右上腹痛于我院普外科确诊为慢性胆囊炎、胆囊结石、胆总管结石，行 ERCP 术。2014 年 1 月因多关节肿痛、贫血，于当地医院查 ANA 1 : 1280 H；抗 ENAs：抗双链 DNA 抗体（+），抗 Sm 抗体（+），ANuA（+），抗 U1-SnRNP 抗体（+），AHA（+）。未予诊治。否认高血压、糖尿病、冠心病病史。

[入院查体] 面色苍白，睑结膜苍白，心肺无阳性体征，腹软，全腹压痛、反跳痛（+），Murphy's 征（+），肝、脾肋下未触及，未触及包块。肢体感觉运动正常，生理反射存在，右侧巴氏征（+）。

[实验室检查] 血常规：WBC 3.81×10^9/L，HGB 72.0 g/L，RBC 2.29×10^{12}/L，PLT 182.00×10^9/L。尿常规：潜血（±），蛋白质（+），镜检 RBC 13 个 /μL。24 小时尿蛋白定量 0.8 g/24 h。CRP 102.0 mg/L。ESR 145.0 mm/h。心肌梗死标志物：CK-MB 37.5 ng/mL；cTnI 16.4 ng/mL；Myo 84.6 ng/mL。溶血筛查试验：单特异性抗 IgG（−），单特异性抗 C_3（+），Coomb's 试验（+）（1 : 32）。ANA 1 : 1280 H。抗 ENAs：抗双链 DNA 抗体（+），抗 Sm 抗体（+），抗 U1-SnRNP 抗体（+）；

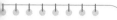 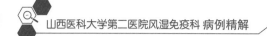

抗双链 DNA 抗体 151.3 RU/mL。P-ANCA 1∶20。ANuA 74.36 RU/mL。ACA > 200 RU/mL，抗 β$_2$-GP Ⅰ 抗体 IgAGM > 200 RU/mL。

[影像学检查] 颅内压 215 mmH$_2$O。腹部彩超：胆结石（多发），脾大，肋下 2.2 cm×1.7 cm，脾内多发片状低回声反射（脾梗死待除外）。腹部 CT+ 增强：①脾脏增大伴有脾脏梗死；②胆囊炎、胆结石；③心包积液；④双侧胸腔积液。头颅 MRI：颅内多发缺血、梗死、软化灶，考虑狼疮脑病。

[诊断] SLE，神经精神狼疮，LN，血液系统受累，心肌受累，肠系膜血管炎，脾梗死。

[治疗] 给予地塞米松注射液 10 mg×7 天、7.5 mg×3 天、5 mg×3 天、2.5 mg×3 天，醋酸泼尼松 60 mg 1 次 / 日；羟氯喹片 200 mg 1 次 / 日；长春新碱 1 mg，静脉滴注 1 次；环磷酰胺 0.2 mg，静脉滴注 1 次；丙种球蛋白 20 g×3 天、10 g×3 天；营养心肌、保护胃黏膜、改善微循环等支持对症治疗。

[转归] 给予激素、静丙球及免疫抑制剂治疗后，精神状态明显改善，胸痛、腹痛消失，贫血得到纠正，颅内压降至正常范围，后期随访病情稳定，激素逐渐减量至 5 mg/d，同时口服羟氯喹 200 mg/d。

病例分析

依据 1997 年美国风湿病学会关于 SLE 的分类标准：①颊部红斑：固定红斑，扁平或高起，在两颧突出部位；②盘状红斑：片状高起于皮肤的红斑，黏附有角质脱屑和毛囊栓，陈旧病变可发生萎缩性瘢痕；③光过敏：对日光有明显的反应，引起皮疹，从病史中得知或医师观察到；④口腔溃疡：经医师观察到的口腔或鼻咽部溃疡，一般为无痛性；⑤关节炎：非侵蚀性关节炎，累及 2 个或更多的外周关节，有压痛、肿胀或积液；⑥浆膜炎：胸膜炎或心包炎；⑦肾脏病变：24 小时尿蛋白定量＞ 0.5 g/24 h 或＋＋＋，或管型（红细胞、血红蛋白、颗粒或混合管型）；⑧神经病变：癫痫发作或精神病，除外药物或已知的代谢紊乱；⑨血液学疾病：溶血性贫血，或白细胞减少，或淋巴细胞减少，或血小板减少；⑩免疫学异常：抗双链 DNA 抗体阳性，或抗 Sm 抗体阳性，或抗磷脂抗体阳性（包括 ACA、狼疮抗凝物、至少持续 6 个月的梅毒血清试验假阳性，三者中具备 1 项阳性）；⑪ANA 在任何时候和未用药物诱发"药物性狼疮"的情况下，ANA 滴度异常。患者符合 11 条中的 7 条（5、6、7、8、9、10、11），故 SLE、神经精神狼疮、LN、血液系统受累、心肌受累、肠系膜血管炎、脾梗死诊断明确。

病例点评

（1）该患者以心血管系统受累为突出表现，起初被误诊为急性心肌梗死，且曾行冠状动脉造影正常，除外冠心病、急性心肌梗死，SLE 诊断明确。当患者无冠心病的高危因素，冠状动脉造影正常，却出现类似"心肌梗死"的临床表现，且存在多系统受累时，应考虑到风湿性疾病导致心血管系统受累。

（2）SLE 心肌损害是抗原 - 抗体复合物沉积于心肌间质，

使胶原纤维发生纤维素样变性、间质水肿及炎性细胞浸润所致，或为心肌内小冠状动脉的炎症造成心肌缺血坏死，其病变常呈灶性分布。

（3）我科借鉴联合化疗治疗淋巴瘤的成功经验，依据细胞动力学原理，联合细胞周期特异性药物长春新碱与细胞周期非特异性药物环磷酰胺，按细胞增生周期小剂量间歇给药治疗SLE。周期联合、免疫调节是我科的治疗创新之处，且临床实践发现，该方案临床缓解率高、无严重的不良事件。

笔记

020
以双侧腮腺肿大、双眼睑肿胀为主要表现的 IgG4 相关性疾病 1 例

病历摘要

患者，女性，44岁。主因"双侧腮腺肿大 3 年，双眼睑肿胀 1 年余，口干、眼干 10 个月"入院。

[现病史] 患者 2010 年 10 月出现双侧腮腺肿胀，无发热、疼痛，无牙齿块状脱落及牙痛、牙龈肿胀，就诊于山西省某医院，给予抗感染治疗，效果差。2011 年冬出现双眼睑水肿，无发红、疼痛，未治疗。2012 年 4 月双侧腮腺肿大逐渐加重，伴颌下腺肿大，并出现口干、眼干，无吞咽困难，无饮水呛咳及肌痛、肌无力，无牙齿块状脱落、多食、多尿或消瘦。再次就诊于山西省某医院，考虑"腮腺肿大待诊"，建议手术，患者拒绝。就诊于山西省另一医院，经检查，ANA、AMA-A2（+），诊断为"SS、原发性胆汁性肝硬化"。口服来

氟米特（10 mg/d）及白芍总苷胶囊（600 mg，3次/日），上述症状未缓解。2012年8月出现肝功能异常，停服以上药物；9月就诊于北京某医院，检查示血清IgG4高于正常水平，仍诊断为SS，给予中药治疗4个月，建议口服糖皮质激素，未遵医嘱，腮腺较前肿大明显。为进一步治疗，2013年1月10日就诊于我科，收住入院。病程中无脱发、红斑、光敏性、复发性口腔溃疡、关节痛、雷诺现象。精神、食欲、睡眠正常。体重没有明显变化。

[辅助检查]　血常规：WBC 5.01×10^9/L，HGB 108 g/L，PLT 232×10^9/L，LY 4.76×10^9/L；ESR 31 mm/h；尿常规、便常规、心电图正常；肝功能：谷丙转氨酶（ALT）42 U/L；谷草转氨酶（AST）39 U/L；谷氨酰转肽酶（GGT）35 U/L；AMA-M2（+）；ANA 1：320ACA+CS；抗ENA多肽谱（−）；HLA-B27（−）；IgG4 11 400 g/L。腮腺造影：符合SS表现。

[诊断]　IgG4相关性疾病，米库利兹病。

[治疗]　醋酸泼尼松片20 mg、来氟米特片10 mg，1次/日；环磷酰胺0.2 g，静脉点滴，3周1次。

[转归]　腮腺、颌下腺及眼睑肿胀消退，院外规律复诊，约1年半后停药，未再复发。

病例分析

　　IgG4相关性疾病是新近被重新认识的一种自身免疫性、纤维炎症性疾病。既往认为独立的疾病都可能是IgG4相关性疾病中某一器官的表现，如米库利兹病、慢性硬化涎腺炎、Riedel甲状腺炎都有可能划分至IgG4相关性疾病谱中。

2003 年 Kamisawa 等发现自身免疫性胰腺炎除胰腺病变外还存在有多个器官损害，尤其是唾液腺和泪腺，其共同病理特征是大量 IgG4 阳性淋巴细胞、浆细胞浸润并伴有明显纤维化改变。IgG4 相关性疾病作为一个全新的临床疾病独立分型，曾经多次被命名，直到 2011 年日本学者在国际会议上提议统一命名为 IgG4-related disease（IgG4-RD），至此 IgG4 相关性疾病才被认为是一种系统性疾病。IgG4 相关性疾病可累及全身任何一个部位和器官，包括胰腺、胆管、唾液腺、泪腺及眶周组织、肾脏、肺、淋巴结、垂体、甲状腺、主动脉等。

IgG4 相关性疾病发病机制尚不清楚，但其特征性病理改变为组织及多个器官中广泛的 IgG4 阳性淋巴细胞浸润，进而导致硬化和纤维化。在 AIP 研究中发现，CD4+ 和 CD8+ 细胞可能参与此病的发生。另外，在研究 IgG4 相关性肺疾病时，发现长期的石棉暴露可能是引起该病的诱发因素。

IgG4 相关性疾病的特点：①一个或多个器官或组织肿胀增大，似肿瘤；② IgG4 阳性淋巴细胞大量增生而导致淋巴细胞增生性浸润和硬化；③血清 IgG4 细胞水平显著增高（＞ 1350 mg/L），IgG4 阳性淋巴细胞在组织中浸润（IgG4 阳性淋巴细胞占淋巴细胞的 50% 以上）；④对糖皮质激素治疗反应良好。

作为一个系统性疾病，该病可累及全身多个组织器官，包括胰腺、泪腺、涎腺、垂体、甲状腺、肺、主动脉、冠状动脉、肝胆、肾脏、前列腺、皮肤及淋巴结等。受累器官因纤维化、慢性炎症等出现增生肿大，从而导致相应压迫阻塞症状或功能障碍，其中胰腺、泪腺和涎腺的受累最为常见。该病患者经常伴有血清球蛋白、IgG 水平升高，部分患者免疫学指标，如 ANA 及 RF 也可出现异常，且临床表现随受累组织不同而不同。

不同的 IgG4 相关性疾病谱可有不同的临床表现：①米库利兹病以双侧对称性唾液腺肿胀为主要表现，可伴眼干、口干及关节肿痛，常见于中老年男性，可与其他脏器病变同时存在，抗 SSA 及抗 SSB 抗体多为阴性；② AIP 常出现于中老年男性，可表现为急性胰腺炎或慢性胰腺炎，影像学特征性表现为腊肠型胰腺肿大；③腹膜后纤维化则表现为腹膜后纤维组织增生，可导致腹腔内空腔脏器梗阻、腹主动脉周围炎等症状；④垂体炎主要表现为内分泌调节紊乱，影像学表现为垂体弥漫性肿大。

目前多采用 2011 年日本 IgG4-RD 临床诊断标准，由于部分器官组织活检较难，且纤维化期的组织学表现不典型，因此多结合临床特点、血清学、影像学、病理学及各器官特征进行综合诊断。为此，2011 年日本研究组提出三项综合诊断基本要素：①单个或多个器官特征性弥漫性 / 局灶性器官肿大；②血清 IgG4 水平升高；③组织 IgG4 阳性浆细胞浸润。

临床治疗发现，IgG4 相关性疾病对激素治疗反应良好，器官组织肿胀明显消退，血清 IgG4 有所减低，临床症状体征显著改善；但长期激素治疗的不良反应会增多，且停药后多有复发。

此患者为中年女性，以腮腺、颌下腺肿大及眼睑水肿为主要临床表现，ESR 轻度增快，ANA 及抗 AMA-M2 抗体阳性，但抗 SSA、抗 SSB 抗体等 SS 特异性抗体阴性，血清 IgG4 显

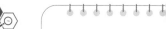

著升高，故诊断为 IgG4 相关性疾病。经加用糖皮质激素及免疫抑制剂治疗后，病情很快改善，院外逐渐将激素及免疫抑制剂减量，规律复诊，停药后病情平稳，未再复发。

病例点评

（1）此患者为中年女性，慢性病程，有腮腺、颌下腺及眼睑水肿，有口干、眼干症状，且出现 ANA 阳性，一般认为是 SS，但经完善检查，血清 IgG4 水平显著升高，后诊断为 IgG4 相关性疾病、米库利兹病。IgG4 相关性米库利兹病有以下特点：①多发生于中老年男性，而 SS 多见于女性；②临床表现有明显的泪腺、唾液腺肿大，而口干、眼干、口腔溃疡、关节疼痛等症状较轻；③为多个器官、组织受累，除泪腺、唾液腺外还可合并自身免疫性胰腺炎、肺部结节、硬化性胆管炎、炎性假瘤等；④疾病的发生与过敏体质密切相关；⑤ RF、ANA、抗 SSA、抗 SSB 抗体发生率较低；⑥血清 IgG4 水平明显升高，总 IgG、IgE 明显升高，组织中有大量 IgG4 阳性细胞浸润；⑦对糖皮质激素治疗反应敏感。

（2）IgG4 相关性疾病是近几年被大家所认识的一种疾病，其中 IgG4 相关性米库利兹病与 SS 有一定的相似之处，临床常易漏诊、误诊，这提示我们今后需对此类疾病提高警惕。

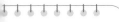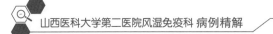

参考文献

1. STONE J H, KHOSROSHAHI A, DESHPANDE V, et al. Recommendations for the nomenclature of IgG4-related disease and its individual organ system manifestations. Arthritis Rheum, 2012, 64（10）：3061-3607.

2. UMEHARA H. A new clinical entity：lgG4-related disease（IgG4-RD）discovered in the 21 st century. Intern Med, 2012, 51（8）：82l-822.

3. STONE J H, ZEN Y, DESHPANDE V. et a1. IgG4-related disease. N Engl J Med, 2012, 366（6）：539-551.

4. UMEHARA H, OKAZAKI K, MASAKI Y, et al. Comprehensive diagnostic criteria for IgG4-related disease（IgG4-RD）, 2011. Mod Rheumatol, 2012, 22（1）：21-30.

5. DIVATIA M, KIM S A, RO J Y. IgG4-related sclerosing disease, an emerging entity：a review of a multi-system disease. Yonsei Med J, 2012, 53（1）：15-34.

笔记

021
重叠综合征、多器官受累、重症并发症1例

病历摘要

患者，中年女性。主因"出现咳嗽，咳痰1月余，加重伴双下肢水肿3天"入院。

[现病史]　患者2017年1月初受凉后出现咳嗽、咳痰（为黄黏痰，量中等），不易咳出，伴有发热（未监测体温），无畏寒、寒战、流涕、咽痛、胸痛、咯血等症状，自服利巴韦林、氯霉素等药物治疗，症状无改善，效果差。就诊于某医院，行胸部CT检查提示双肺炎症，给予头孢硫脒、氨溴索、茶碱等对症支持治疗，咳嗽、咳痰较前减轻，未再出现发热。2017年1月30日始咳嗽明显加重，伴有喘憋，不能耐受日常活动，夜间较重，不能平卧入睡。同时伴双下肢可凹性水肿、乏力，无心悸、胸痛，无恶心、呕吐，无尿频、尿

109

急、尿痛、泡沫尿。就诊于我院急诊科，胸部 CT 示双肺肺炎，胸腔积液，少量心包积液；血常规示 WBC 7.30×10^9/L，RBC 2.06×10^{12}/L，HGB 86.0 g/L，PLT 180.0×10^9/L；肝功能示 ALT 37.9 U/L，AST 165.5 U/L，ALB 16.7 g/L；给予抗感染、利尿、平喘等对症支持治疗后症状较前好转，为求进一步诊治，于 2017 年 2 月 2 日收住于我院呼吸科。自发病以来，患者精神、食欲、睡眠差，大小便正常。病程中有双手遇冷后变白、变紫现象，晨起感双手僵直、憋胀，有牙齿块状脱落、脱发等症状，无关节肌肉疼痛，无光过敏。

[入院查体]　阳性体征，神志清楚，查体欠配合。痛苦面容，呼吸急促，面色晦暗，面部皮肤光滑细薄，皮纹消失，头发稀疏。口唇发绀，口腔内散在溃疡，分布于唇、舌黏膜。胸廓畸形，双肺叩诊清音，双肺可闻及弥漫湿啰音，双下肺可闻及 Velcro 啰音，心率 72 次 / 分，律齐，肺动脉瓣听诊区第二心音亢进；全腹无压痛、反跳痛及肌紧张，肝脾触诊不满意，腰骶部水肿，双下肢无痛性可凹性水肿。指端萎缩、变白，温度低，腊肠指，双手指挛缩屈曲，伸展受限，关节无红肿，压痛（-）。双上肢肌力 2 ~ 3 级，双下肢肌力 3 级，双侧腱反射对称，巴氏征（-）。

[实验室检查]　血常规：WBC 4.58×10^9/L，RBC 1.40×10^{12}/L，HGB 52.0 g/L，PLT 120.00×10^9/L，LY 0.76×10^9/L。尿常规：潜血（+++），白细胞（-），蛋白质（±），镜检 RBC 8 个 /μL，镜检 WBC 15 ~ 20/HP。贫血 4 项：铁蛋白测定 755.30 ng/mL，EPO 测定 68.81 mIU/mL。心肺 4 项：CK-MB 10.81 ng/mL，B 型钠尿肽测定 1069.11pg/mL。凝血：D- 二聚体 720 ng/mL，

纤维蛋白（原）降解产物 5.21 μg/mL。DIC 检测：3P 试验（＋），D- 二聚体含量 3.42 mg/LFEU，纤维蛋白原降解产物 FDP 含量 7.3 μg/mL，抗凝血酶 64.4%，凝血因子Ⅷ 161.50%，凝血因子Ⅸ 88.20%。肝功能：ALT 46.60 U/L，AST 545.00 U/L，ALB 19.00 g/L，GLB 44.20 g/L。离子：钾 2.40 mmol/L，钠 132.00 mmol/L，氯 98.00 mmol/L，钙 1.88 mmol/L。心肌酶：肌酸激酶（CK）891.00 U/L，CK-MB 31.00 U/L，乳酸脱氢酶（LDH）2235.00 U/L。降钙素原 1.10 ng/mL。补体 C_3 0.18 g/L，补体 C_4 ＜ 0.0167 g/L。CRP 20.50 mg/L。ESR 120.00 mm/h。血气分析：pH 7.449，$PaCO_2$ 50.1 mmHg，PaO_2 70.71 mmHg，ABE 9.3 mmol/L，SBE 9.8 mmol/L。ENA（鼠、猴肝、Hep-2）1∶1280 S；抗 ENA 多肽谱：抗 ENA 阳性（＋），抗 Sm 1∶4，抗 RNP 1∶4，抗 SSA 1∶4，抗 Sm 抗体 28、29、13.5 KD，抗 U1RNP 70、32、22、28、29 KD，抗 SSA 抗体 52 KD，Ro-52（＋＋），抗 Scl（＋＋）；抗双链 DNA 抗体 1∶10（免疫印迹法），抗双链 DNA 抗体 197.3 RU/mL（酶联免疫法），ACA ＞ 120 RU/mL，抗 $β_2$-GP Ⅰ 抗体 IgAGM ＞ 200 RU/mL，AHA 27.65 RU/mL，ANuA 24.52 RU/mL。血管炎筛查：抗 MPO 抗体（＋），抗乳铁蛋白（＋），抗弹性蛋白酶（＋）。免疫筛查：总 T 淋巴细胞 347 个 /μL，总 B 淋巴细胞 52 个 /μL，NK 细胞 26 个 /μL。CD4 T 亚群：Th17（IL-17）1.16 个 /μL，Treg（CD25+FOXP3）4.61 个 /μL，Th17/Treg 0.25。痰培养 + 药敏：嗜水气单胞菌（＋＋），哌拉西林 / 他唑巴坦、亚胺培南、美罗培南敏感。痰培养：屎肠球菌（＋）。人巨细胞病毒 DNA（＋）$1.1 × 10^3$ IU/mL。

[影像学检查] 床旁心电图示心动过速，电轴右偏，室性期前收缩，$TV_{1\sim4}$ 倒置。心脏彩超 + 左心功能：右心房、右心室增大，三尖瓣关闭不全（中度），肺动脉压增高（中 – 重度），心包积液（中量）；左心室松弛性减低，左心室收缩功能正常，射血分数为 72%，估测肺动脉压力约 77 mmHg。胸部 CT：双肺多发磨玻璃密度影，考虑炎症，建议治疗后复查，双侧胸腔积液，心包积液。头颅 CT：左侧顶叶脑出血，左侧蛛网膜下腔出血。

[诊断] 重叠综合征，系统性硬化症，SLE，继发抗磷脂抗体综合征，重度贫血，低蛋白血症，多浆膜腔积液，肺间质纤维化合并感染，PAH，Ⅰ型呼吸衰竭，三尖瓣关闭不全（中度），心力衰竭，全心衰竭，心功能 4 级，房间隔中段膨出瘤，电解质紊乱，代谢性碱中毒，肝功能异常，病毒血症（巨细胞病毒感染），感染性休克，DIC 早期，脑出血（恢复期）。

[治疗过程]

（1）针对原发病。①激素：酌情给予适量地塞米松联合甲泼尼龙琥珀酸钠，静脉点滴诱导缓解治疗。初始剂量：地塞米松 5 mg/d 联合甲泼尼龙琥珀酸钠 40 mg/d，酌减至停药，甲泼尼龙片 32 mg 晨起顿服维持激素血药浓度。②免疫调节：积极给予 IL-2、静丙球、胸腺喷丁等药物治疗。出院时继续予注射用重组 IL-2 100 WIU 隔日 1 次，皮下注射，7 次；因免疫功能未恢复，在治疗过程中停用羟氯喹，出院未加用免疫抑制剂，拟门诊随诊时视情况而定。

（2）并发症的治疗。①针对肺部病变：留取痰培养加药敏，动态复查血气分析，给予持续低流量吸氧、祛痰抗感染对症治疗；贝前列素钠 20 µg，3 次 / 日降肺动脉压；乙酰半胱氨酸泡腾 600 mg，3 次 / 日温水泡服延缓肺间质纤维化病情进展。②纠正心力衰竭：控制液入量，控制静脉滴速，减慢心室率，扩容、利尿对症治疗。③肝功能异常：多烯磷脂酰胆碱 10 mL/d 联合还原型谷胱甘肽 2.4 g/d 静脉点滴保肝对症治疗。④纠正重度贫血：间断洗涤红细胞输注。⑤纠正低蛋白血症：间断白蛋白输注。⑥纠正电解质紊乱、代谢性碱中毒：补钾、更换补钾药物，停用枸橼酸钾，换用氯化钾。⑦积极纠正感染性休克：紧急给予氯化钠、羟乙基淀粉（130/0.4）氯化钠注射液持续静脉点滴扩容，同时应输注病毒灭活冰冻血浆静脉点滴扩容提高胶体渗透压，5% 葡萄糖 44 mL+ 去甲肾上腺素 6 mL 以 2 mL/h 泵入（3 天后酌减药量至停药），联合 5% 葡萄糖 200 mL 加多巴胺 80 mg 静脉点滴升压纠正休克。⑧针对脑出血：遵从神经内科会诊意见，将头仰卧不超过 45°，忌情绪波动及剧烈活动；入量略小于出量（500 ～ 1000 mL），减少脑血流灌注波动；在血压稳定前提下给予利尿剂；甘露醇静脉点滴降颅压；动态复查脑 CT，同时辅助营养神经对症治疗，以及抗病毒、抗真菌感染、补钙、抑酸护胃、调节肠道菌群等对症支持治疗。

[转归]　第 1 阶段（2017 年 2 月 2 日至 27 日）：自呼吸科转入我科后，积极给予地塞米松 5 mg/d 联合甲泼尼龙琥珀酸钠 40 mg/d 静脉点滴抗感染治疗以控制原发病，目逐渐减量至停药，IL-2 50 WIU/d 皮下注射联合静丙球静脉点滴免疫调节治疗，同时给予持续低流量吸氧、祛痰、抗感染、降低肺动脉压、利尿、减轻心脏负荷、保肝、纠正贫血、纠正低蛋白血

症、纠正电解质紊乱、纠正代谢性碱中毒等综合治疗，患者胸闷、气促较前缓解，夜间可平卧位入睡，水肿消退，听诊肺部 Velcro 啰音范围较前缩小，吸氧状态下血氧饱和度增加，复查 ESR、BNP、肝酶、肌酶均较前下降，离子正常范围，治疗有效，病情趋于相对平稳。复查胸部 CT 肺部仍有感染，血常规及中性粒细胞仍偏高，痰培养存在嗜水气单胞菌，考虑肺部感染未完全控制，继续给予强力抗感染治疗。

第 2 阶段（2017 年 2 月 28 日至 3 月 10 日）：积极补液、扩容、升压纠正低血容量性休克，强力抗感染、抗病毒、抗真菌等治疗，静丙球免疫调节提高免疫力、抗感染对症及降颅压治疗。患者出院时精神、食欲、睡眠较前明显好转，偶有咳嗽，咳少量白色黏痰，无拉丝。查体：言语欠流利，双侧瞳孔等大等圆，直径约 3 mm，对光反射灵敏，听诊双下肺可闻及 Velcro 啰音，心率 78 次 / 分，律齐，肺动脉瓣听诊区第二心音亢进；全腹无压痛、反跳痛及肌紧张，双下肢无水肿，右上肢远端肌力 3 级，右手持物不稳，双侧腱反射对称，巴氏征阴性。

第 3 阶段（2017 年 3 月 10 日至 6 月）：病情稳定，定期复诊。院外甲泼尼龙片（16 mg/d）、白芍总苷胶囊（600 mg，2 次 / 日）、吗替麦考酚酯（250 mg，隔日）、西罗莫司胶囊（0.5 mg，每周 2 次）继续治疗。

病例分析

1. 诊断思路

（1）判断属于风湿系统疾病，心肺功能受累，这是 1 例从呼吸科"捡来"的病患。从外貌特诊上看，该患者典型"面具脸"，口周放射纹，口唇变薄，鼻端变尖，指端血管炎明显，有破溃，手指皮肤紧绷，皱褶消失，汗毛稀疏。追问有双手雷诺现象。突出表现为气促、端坐位、日常活动不能耐受。呼吸科抗感染治疗效果差。第一印象：混合性结缔组织病？系统性硬化症？肺部受累心功能不全。

（2）完善相关检查，进一步明确诊断及系统受累情况，转入我科后开始收集诊断依据，相关化验检查陆续汇报，诊断进一步明朗，修正主诊断：重叠综合征，SLE，系统性硬化症，继发性抗磷脂抗体综合征，心、肺、肝功能受累。

（3）重视治疗中的并发症：①患者肺部存在间质纤维化、PAH、继发感染等多重疾病。动态血气分析成为治疗追踪观察指标。当患者出现原发病难以解释的肢体不自主抽动时，联系神经专科会诊，在拟给予镇静用药时，考虑患者肺部疾病，存在低氧隐患，遂常规进行血气分析评估，与前对照，发现代谢性碱中毒。②对于重症患者，时刻谨防感染。患者一般状况差，肺部受累范围较广，合并重度贫血，负氮平衡，免疫功能极度低下，病情危重，住院时间长，长期使用激素，同时留置颈内静脉置管，以上均为院内感染的危险因素，继发感染及机会感染概率明显增大。在病情平稳拟待出院时，出现高热、寒战，低血压，四肢湿冷，外周循环障碍，完善相关指标，考虑感染性休克、DIC发生感染性休克。不断跟踪寻找病原学证据，发现病毒血症，及时完善抗病毒治疗。

（4）不做无端猜测，用证据说话：该患者SLE诊断明确，脑病变多为脑梗死；且罹患继发性抗磷脂抗体综合征，ACA高滴度阳性，该抗体与血栓形成、血小板减少关系密切。合并心力衰竭，长期卧床，间断利尿，有多重高凝因素。在出现中枢神经系统症状时，神经内科医师坚持完善头颅CT检查后，给予诊疗意见，结果提示脑出血。

2. 治疗

（1）入院评估一般情况差，多脏器功能衰竭，血流动力学不稳定，随时有猝死风险，及时给予锁骨下静脉穿刺，开通中心静脉，保证静脉通路，为之后发生的感染性休克治疗奠定了基础。

（2）激素的个性化治疗。①争分夺秒，尽早诱导缓解治疗：在相关辅助检查尚未完善、诊断尚未明确的情况下，初步诊断，评估疾病活动，选择适量激素抗感染积极控制原发病。②未按常规经验，依据患者病情，量身制定方案，酌情激素用药：考虑全身水肿，心力衰竭，予地塞米松 5 mg/d 静脉点滴，减少水钠潴留不良反应，以防加重心脏后负荷；合并肺间质纤维化，联合甲泼尼龙琥珀酸钠 40 mg/d 静脉点滴，控制病情进展。③灵活调整激素用量：之后根据心力衰竭症状及 BNP 指标，酌情调减激素用量。

（3）免疫调节治疗要早。反复查外周淋巴细胞绝对值低下，按照诊疗思路，初步评估免疫功能低下，防微杜渐，即刻启动免疫调节机制，给予 IL-2、静丙球、胸腺喷丁等药物治疗，同时经验性给予舒普深联合左氧氟沙星二联抗感染治疗。

（4）抓主要矛盾，全面兼顾。重度贫血可致高排性心力衰竭，加重心衰，故积极成分输血予以纠正，同时给予白蛋白扩容、利尿等，减轻心脏后负荷，改善心泵功能。密切监测出入量，动态监测电解质，纠正水电解质失衡。

（5）肺部问题突出，持续低流量吸氧，祛痰平喘雾化，同时给予积极抗感染、降低肺动脉压等综合治疗。

（6）于细微之处发现问题，及时纠正。查房发现患者言语交流欠自如，四肢不自主抽动，积极联系神经内科会诊，听取他科意见，在处置时，有取舍，有原则。继续抽取血气评估，较早发现存在代谢性碱中毒。翻阅教材，请教呼吸科同事，及时调整利尿力度及补钾剂型，予以纠正。

（7）实践感染性休克的成功救治。

（8）治疗有依据。急性脑梗死与脑出血的治疗原则是相背而行的，故听从专科医师意见，完善检查后，给予针对性治疗。

（9）病程较长、病情复杂的危重病例，抗感染治疗起始量要强要足，可采用降阶梯治疗策略。同时要兼顾真菌感染，时刻警惕病毒感染。

📋 病例点评

本病例属于多系统受累抢救成功的危重病例典范。在诊治过程中主治医师能够密切观察病情变化，防微杜渐，将看起来很微小，实则是大隐患的问题及时处理，改善了病情及预后。治疗过程中思维严谨，动态复查相关指标，纵向对比，及时评估疗效，做出合理的治疗调整。对于危重患者，要积极关注并发症的发生，综合权衡治疗方案，对治疗方案的精确化和个体化提出了更高的要求。危重病患的生命维持是重中之重，处理急症，不能苛求指标的完美。

022
混合性结缔组织病 1 例

📋 病历摘要

患者，女，14 岁。主因"双手遇冷变白、变紫 3 个月，发热 1 天"入院。

[现病史] 患者 2018 年 9 月起双手、双足遇冷变白、变紫，当地诊所诊断为"雷诺病"，中医治疗效果差；11 月就诊于当地诊所，予甲强龙（40 mg，静脉滴注 1 日），症状有所好转，后停药；12 月 11 日出现发热，体温最高 38.5 ℃，有头痛、右耳淋巴结肿大，无咳嗽、咳痰，自服"抗感冒药"退热治疗，体温降至正常，仍头痛，无口干、眼干，无反复口腔溃疡、皮疹、光过敏、脱发、关节肿痛，为进一步治疗于 12 月 20 日就诊于我科，收住入院。病程中无脱发、皮疹、光过敏、复发性口腔溃疡、关节痛，无口干、眼干、反复腮腺肿

大及腰背痛、足跟痛、皮肤结节红斑。精神、食欲、睡眠正常。体重没有明显变化。

[既往史] 2016 年诊断为"甲状腺功能减退症"，目前规律口服左甲状腺素片（75 μg/d），余（－）。

[辅助检查] 血常规：WBC 7.08×10⁹/L，HGB 148 g/L，PLT 177×10⁹/L，LY 2.31×10⁹/L。尿常规：pH 6，比重 1.020，潜血（＋＋），蛋白（－）。生化：ALT 63.5 U/L，AST 103.6 U/L，ALB 38.4 g/L，GLO 49.2 g/L，BUN 4.5 mmol/L，CREA 34 μmol/L，URIC 566 μmol/L，CK 1147 U/L，CK-MB 89.6 U/L，LDH 449 U/L，HBDH 347 U/L；K⁺ 4.35 mmol/L，Na⁺ 137 mmol/L，Cl⁻ 106 mmol/L，Ca²⁺ 2.28 mmol/L。ESR 40 mm/h，CRP ＜ 3.13 mg/L。IgG 35.10 g/L，IgA 2.53 g/L，IgM 3.43 g/L，C₃ 1.19 g/L，C₄ 0.23 g/L。发热筛查：RF 2550 IU/mL，ANA 1∶1000 S，ASO 38.4 IU/mL。肥达氏反应（－），外斐式试验（－），EBV+CMV（－）。RAS：RF 320 IU/mL，ANA ＞ 1∶1280 S。抗 ENAs：抗 ENA 抗体（＋），抗 Sm 抗体（－），抗 SSA 抗体（＋＋＋），抗 SSB 抗体（－），抗 Ro-52 抗体（＋＋＋），抗 nRNP/Sm 抗体（＋＋＋），抗 Scl-70 抗体（－），抗核糖体 P 蛋白（－）。抗双链 DNA（－），ANUA ＋ AHA（－）。免疫功能：T 1707.09/μL，B 549.10/μL，NK 226.72/μL，Th17 6.08/μL，Treg 59.77/μL。

[诊断] 混合性结缔组织病（mixed connective tissue disease，MCTD）。

[治疗] 地塞米松 5 mg×7 天，2.5 mg×3 天，静脉推注；醋酸泼尼松片 40 mg；羟氯喹 200 mg，2 次 / 日。

[转归] 双手遇冷变白、变紫症状减轻。

病例分析

1972 年 Sharp 等首先提出一种同时或不同时具有 SLE、多发性肌炎（polymyositis，PM）、系统性硬化病（systemic sclerosis，SSc）及 RA 等疾病的混合表现，血中有高滴度效价的斑点型 ANA 和高滴度 U1RNP 抗体的疾病，命名为 MCTD。多年来，尽管学界对 MCTD 是上述某个病的早期表现或为某病的亚型，还是一独立的病种尚存争议，但多数学者仍接受了这一命名，因无论从临床表现还是实验室抗体测定的特征上，确实存在一组表现为此的病症。MCTD 主要表现为雷诺现象、手指肿胀、皮疹、关节及肺部损害等病变，血中可检测到高滴度 ANA 及抗 U1 核糖核蛋白（U1RNP）抗体。

1. 病因。尚无定论，总的说来以自身免疫学说为公认，即可能是在遗传免疫调节功能失调的基础上，对自身组织损坏、退化和变异的成分出现自身抗体，从而引起免疫病理过程，其理由为：①本病与自身免疫疾病中 SLE、PM 和 SSc 有很多共同表现；②测得敏感而特异的高滴度的抗 U1RNP 抗体，表皮基底膜处有 Ig 沉着，免疫荧光学检查有与 SLE 相似的斑点型 ANA；③ ANA 几乎全部阳性，而且其他血清抗体，如 RF、APF 等也有部分阳性；④在自身免疫病的代表性疾病 SLE 的肾脏病变处，部分患者可查出抗 U1RNP 抗体。

2. 临床表现。早期表现为雷诺现象、手指肿胀、肌痛、关节炎及血清中抗 U1RNP 抗体阳性等。随病情进展可出现浆

笔记

膜炎、发热、肌无力及内脏受累的表现。

（1）雷诺现象。见于90%以上的MCTD患者，且多为本病最早期症状之一。部分患者因雷诺现象严重出现指尖溃疡、指趾坏死，因骨质吸收使末节指（趾）变短。

（2）皮肤受累。是本病早期常见的表现，特点是手指弥漫性肿胀，呈腊肠样外观。部分患者出现手背弥漫性肿胀。指腹变平是本病的另一特征性表现。少数患者出现颧部红斑、紫红色眼睑、脱发及光过敏等。

（3）关节痛及关节炎。大约93%的患者出现关节疼痛，60%发生关节炎，其程度往往重于SLE。部分患者出现RA样关节受累，甚至关节畸形。

（4）肌炎。肌痛是MCTD常见症状之一。肌无力一般较轻。少数患者肌电图检查可见典型肌源性损害、肌酶增高及肌肉组织中炎性细胞浸润等。

（5）肺受累。见于85%的MCTD患者。其中仅27%出现临床症状，主要表现为气短、胸痛及干咳。少数患者发生肺间质纤维化、胸腔积液、胸膜肥厚或肺动脉高压。

（6）肾受累。MCTD患者的肾受累占25%～65%，其中膜性肾小球肾炎最为常见。个别病例出现肾病综合征的表现，而弥漫增殖型及间质性肾炎很少见于MCTD患者。

（7）心脏受累。约见于4%的MCTD患者。其中心包炎最为常见，其次为心肌病变及心律失常。

（8）消化道受累。在本病比较常见，尤其食道功能减退者可达60%～80%。此外，尚可出现肠系膜血管炎、结肠炎及胰腺炎等。

（9）神经系统病变。MCTD 患者最常见的神经系统受累的表现是三叉神经痛，此外，还可出现癫痫、多发性周围神经病变、脑梗死和脑出血等。

（10）其他。少数患者可有发热、淋巴结肿大、肝脾肿大、口、眼干燥及甲状腺功能异常等。

3. 检验

（1）一般化验：约 75% 的 MCTD 患者出现血液系统异常，如贫血、白细胞减少及血小板减少。肾受累者常出现蛋白尿、血尿及管型尿。疾病活动期常出现 ESR 增快及 CRP 增高。

（2）免疫学化验：几乎所有 MCTD 患者血清中均有高滴度的 U1RNP 抗体。多数患者有高 G- 球蛋白血症及循环免疫复合物增高。血清补体减低仅见于少数重症患者。部分病例可出现 RF 及抗内皮细胞抗体阳性。一般抗 Sm、抗双链 DNA 抗体阴性。

4. 诊断标准。临床常用 Sharp 标准。

（1）主要标准。①重度肌炎；②肺部受累（二氧化碳弥散功能小于 70%、肺动脉高压、肺活检示增殖性血管损伤）；③雷诺现象 / 食管蠕动功能降低；④关节肿胀、压痛或手指硬化；⑤ ANA 阳性，滴度＞ 1 ∶ 320，和（或）抗 ENA 抗体阳性。

（2）次要标准。①脱发；②白细胞计数减少；③贫血；④胸膜炎；⑤心包炎；⑥关节炎；⑦三叉神经病变；⑧颊部红斑；⑨血小板减少；⑩轻度肌炎。

（3）确诊。①4 个主要标准；②血清学 ANA 阳性，滴度＞ 1 ∶ 320，需除外感染性或肿瘤性疾病。

（4）可能诊断。①临床上 3 个主要标准或 2 个主要标准及 2 个次要标准；②血清学 ANA 阳性，滴度 ＞ 1 ： 320。

5. 治疗。本病应强调早期治疗、联合用药及方案个体化的原则。

（1）一般治疗。重症患者应卧床休息。关节疼痛及肿胀者应给予非甾体类抗炎药（如双氯芬酸等）。有雷诺现象者应给予血管扩张剂，如缓释硝苯地平（30 mg，2 次 / 日）或卡托普利（25 mg，3 次 / 日）。重症病例可用前列环素。

（2）皮质激素（激素）。一般可用泼尼松 15 ～ 30 mg/d。对皮肌炎、心包炎、胸膜炎及肾脏损害及肌痛明显者可加大激素用量至 1 mg/（kg·d）。必要时可静脉输入等量皮质醇，往往有较好的效果。当病情缓解后将激素逐渐减量。一般每周将激素用量减 10% ～ 15%，以 7.5 ～ 10 mg/d 维持。

（3）免疫抑制剂。对于重症或激素疗效欠佳的患者可给予免疫抑制剂治疗，如环磷酰胺、硫唑嘌呤、甲氨蝶呤及环孢素 A 等。

📋 病例点评

本例患者为青少年女性，以双手雷诺现象为主要临床表现，有发热、淋巴结增大，无脱发、光过敏、皮疹、关节痛，有甲状腺功能减退病史，ESR 增快，多种自身抗体阳性，抗 U1RNP 阳性，且抗 Sm 抗体阴性。故诊断为 MCTD，经加用糖皮质激素及免疫抑制剂治疗，病情很快改善。

023
被误诊为胰腺癌的
IgG4 相关性疾病 1 例

病历摘要

患者，男性，67 岁。主因"乏力、纳差、体重下降 5 个月，腰背困痛 5 天"入院。

[现病史]　患者 2015 年 3 月初无明显诱因出现乏力、纳差，进食量为平日的 1/2，未予诊治。2015 年 6 月下旬上述症状加重，进食量减至平日的 1/3，渐出现双下肢散在红色皮疹，不伴瘙痒，伴尿痛、有烧灼感，排尿困难，无肉眼血尿、泡沫尿，自行口服中成药后皮疹消退，排尿困难缓解。2015 年 7 月 13 日乏力、纳差进行性加重，进食量减至平日的 1/4，体重下降，先后就诊于山西省某医院、某肿瘤医院，腹部彩超示脾大，胰腺癌伴网膜淋巴结肿大，考虑"多发淋巴结肿大待查、恶性疾病不除外"，行腹腔结节活检，病理提示

IgG4 相关性疾病，给予营养治疗，效果差。8月14日出现腰背困痛，夜间明显，难以入睡，仰卧时加重，前倾坐位时疼痛缓解，不伴黄疸、皮肤瘙痒，为进一步诊治入住我科。病程中无发热、厌油、恶心、呕吐、腹痛、腹胀、腹泻、黑便；无怕冷、记忆力减退、皮肤干燥；无口干、口腔溃疡、反复腮腺肿大；无眼干、眼痛、视力下降；无鼻塞、脓涕、嗅觉减退；无发作性咳嗽、喘息、气短，无关节痛、足跟痛。发病以来精神好，食欲、睡眠差，大便正常，近1个月体重下降10 kg。

[入院查体] 双手可见掌红斑、指红斑，双侧足背散在红色皮疹，不突出平面，压之不褪色，双侧腋窝可触及数个肿大淋巴结，最大约 0.6 cm×0.8 cm，质软，无压痛，活动度好。巩膜轻度黄染。心肺无阳性体征。腹软，全腹无压痛、反跳痛，肝肋下 4 cm，质韧，触痛（−），脾肋下未触及，未触及肿块。

[实验室检查] 血常规：WBC 17.25×10^9/L，HGB 127 g/L，PLT 210×10^9/L，LY 4.73×10^9/L。ESR 120 mm/h。肝功能：ALT 220.30 U/L，AST 156.20 U/L，TBIL 37.90 μmol/L，球蛋白（GLO）80.30 g/L，GGT 692.70 g/L，碱性磷酸酶 807.00 g/L。骨髓瘤系列：IgG 60.90 g/L，IgA 0.82 g/L，IgM 1.54 g/L，KAP 57.70 g/L，LAM 41.10 g/L。C12：CA19-9 183.77 KU/L，CA12-5 37.87 KU/L。IgG4 25 700 mg/L。类风湿筛查：ANA 1∶100 H，余（−）；抗 ENAs、抗双链 DNA、ANuA、AHA、血管炎筛查、HLA-B27 均（−）。磷脂抗体组合：ACL 13.13 RU/mL，抗 β$_2$-GP Ⅰ 抗体 22.75 RU/mL。自身免疫肝病六项（−）。肝病四项：透明质酸 210.7 μg/L，Ⅲ型胶原前肽 15.04 μg/L，Ⅳ型

胶原 85.0 μg/L，层粘连蛋白 20.02 μg/L。腹膜结节活检：送检组织镜下似为淋巴结结构，间质纤维组织增生伴较多浆细胞浸润。免疫组化：CD3（较多 +），CD38（较多 +），CD138（较多 +），Ki-67（生发中心较多 +，滤泡间约 40%+），Kappa（部分 +），Lambda（部分 +），IgG（部分 +），IgG4（较多 +），考虑 IgG4 相关性硬化性疾病。骨髓象：骨髓涂片中嗜酸性粒细胞占 22%，浆细胞易见。

[影像学检查]　腹部彩超（2015 年 7 月 16 日山西省某医院）：脾大，胰腺癌伴网膜淋巴结肿大（胰头、胰体、胰尾厚度分别为 4.1 cm、2.2 cm、1.7 cm，实质回声不均匀）。腹部彩超（2015 年 8 月 12 日我院）：胰腺弥漫性轮廓增大、回声减低，腹腔内多发肿大淋巴结，腹腔少量积液，肝门部胆总管内径增宽，脂肪肝，脾、双肾未见明显异常。胃肠彩超：胃窦部胃壁增厚。甲状腺彩超：甲状腺双侧叶结节（右侧叶多发，部分结节伴钙化），双侧颈部多发淋巴结肿大。胸部 CT：双肺下叶结节，双侧腋窝、肺门及纵隔淋巴结肿大。腹部 CT 平扫 + 增强（图 23-1、图 23-2）：①贲门胃底部胃壁增厚；②右肺门、腹腔及腹膜后多发淋巴结肿大；③胰腺体积增大，伴异体尾部渗出性改变；④双侧少量胸腔积液；⑤胆囊炎。腹部 MRI：①胰腺弥漫性肿胀伴异常信号，腹腔及腹膜后多发淋巴结肿大；②胃窦部及胃底部胃壁增厚；③肝脏轻度增大；④左肾小囊肿。骨扫描：未见明显异常。

[其他辅助检查]　胃镜：食管静脉曲张，贲门炎，慢性萎缩性胃炎（轻度），十二指肠球部瘢痕，十二指肠球炎。

[诊断]　IgG4 相关性疾病。

[治疗]　给予地塞米松注射液（ 10 mg×5 天、7.5 mg×3 天、5 mg×3 天、2.5 mg×3 天 ），注射用甲泼尼龙（ 80 mg×5 天、40 mg×3 天 ），甲泼尼龙（ 48 mg，1 次 / 日 ），吗替麦考酚酯（ 250 mg/d ）及保肝、抑酸等对症治疗。

[转归]　经过激素、免疫抑制剂及保肝等治疗，患者一般情况好转，腰背痛缓解，炎性指标、ESR、转氨酶、胆酶均降至正常范围，胰腺体积较前缩小。后期随访病情稳定，可从事日常生活和工作。

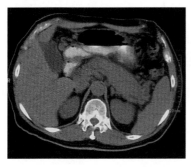
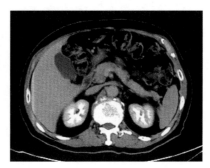

图 23-1　治疗前：胰腺体积增大，伴胰体尾部渗出性改变　　图 23-2　治疗后：胰腺体积明显缩小

病例分析

依据 2011 年 IgG4 相关性疾病综合诊断标准：①临床检查显示 1 个或多个器官特征性的弥漫性或局限性肿大或肿块形成。②血液学检查示血清 IgG4 升高（ > 1350 mg/L ）。③组织学检查：a. 大量淋巴细胞和浆细胞浸润，伴纤维化；b. 组织中浸润的 IgG4+ 浆细胞占全部 IgG+ 浆细胞的比值 > 40%，且每高倍镜视野下 IgG4+ 浆细胞 > 10 个。满足①+②+③为确诊；满足①+③为可能；满足①+②为可疑。患者符合上述①+②+③，故 IgG4 相关性疾病诊断明确。

笔记

病例点评

（1）目前对于 IgG4-RD 的诊断、病理表现和糖皮质激素的治疗反应性等均有一定程度的认识。但由于其发现时间较短、发病率较低，尚无广泛而足够的临床研究数据，对 IgG4-RD 的临床应对仍存在诸多困惑，如血清 IgG4 水平与疾病进展之间的关系、危险因素及筛查人群的选择、糖皮质激素治疗的规范化、糖皮质激素替代药物的应用等问题。

（2）该病可累及全身各个器官，表现类似恶性肿瘤、淋巴瘤、感染及炎症性疾病，各个科室的医师均有可能遇到该病；其次，本病是可治的，及早诊断和治疗，能够预防器官发生严重的不可逆的损伤，甚至阻止患者死亡。因此，所有临床医师均应提高对该病的认识。临床工作者应多进行前瞻性临床特征研究及疗效观察，积极筛查，大胆用药，坚持随访，明确 IgG4-RD 病程发展规律，确立规范化治疗准则。

（3）由于 IgG4-RAIP 以胰腺肿大及梗阻性黄疸为主要表现，很难与胰腺癌相鉴别，以至于部分患者被误诊而接受不必要的手术治疗。

笔记